JN086058

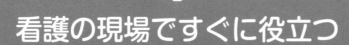

I want to improve my skills

ナースのためのスキルアップノート

看護の現場ですぐに役立つ

糖尿病看護の
キホン

患者さんの生活を支えるケアの方法を学ぶ！

柏崎 純子 著

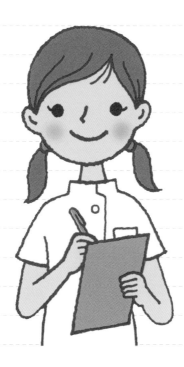

秀和システム

はじめに

　私は看護学校を卒業してから糖尿病や呼吸器疾患、リウマチなどの患者さんが入院する病棟で長く働いてきました。しかし、私の糖尿病に対する関心は低く、患者さんからの質問にうまく答えられないことも多々ありました。そうした中で、糖尿病に関して学習の必要性を実感し、学習を進めました。

　糖尿病看護では、患者さんご自身による日常的なセルフケアがカギとなるため、個々の患者さんの生活スタイルに即した支援が欠かせません。以前の私は、患者さんに対して「指導する」という姿勢で接することが多く、「指導しても、どうして患者さんはわかってくれないのだろう」「合併症が進むのにどうして、行動を変えてくれないのだろう」という思いがありました。しかし、恩師から「糖尿病患者さんに限らず、しなければならないこと、するべきこと、しようと決心したことが続けられないのは、人として普通のことよ」という言葉を聞き、糖尿病患者さんと関わる姿勢が変わりました。自分自身の糖尿病患者さんと関わる姿勢が変わると、患者さんとの関係も変わり、また、患者さんから得ることが大きいことも知りました。セルフケアの具体的な方法や工夫などは、患者さんが日々の生活を通じて蓄積してきた実体験に勝るものはありません。そうした貴重な情報を他の患者さんや他の看護師に伝えていくことも、看護師としての役割ではないかと考えています。

　糖尿病は一生、付き合っていかなければならないため、患者さんの人生において、いくつもの選択を迫られることがあります。その選択を決定するのは患者さん自身ですが、患者さんが納得して自己決定するためには、個々の患者さんの発達段階の特徴を捉えたうえで、十分な情報の提供が必要であると共に、揺らぐ患者さんの気持ちを支えることが重要です。したがって、患者さんのそばにいる看護師が糖尿病の専門的な知識に裏づけられた看護を提供していくことが必要です。

　このようなことから、糖尿病患者さんに関わる看護師として、糖尿病の病態や合併症、治療などの専門的知識と、それに根拠づけられた具体的なセルフケアの方法、さまざまな患者さんの状態に合わせた看護をまとめたのが本書です。

　糖尿病患者さんに関わる際に、ぜひ、読んでいただきたいと思います。本書が多くの看護師に活用され、糖尿病患者さんがその人らしい生活・人生を送ることの手助けになることを願っています。

　2020年4月

　　　　　　　　　　　　　　　　　　　　　　　　　　　　　　　　柏崎 純子

看護の現場ですぐに役立つ
糖尿病看護のキホン

contents

chapter
1 糖尿病とは

chapter
2 糖尿病の合併症（検査）

^{chapter}
5 糖尿病患者の発達段階に合わせた看護

^{chapter}
6 患者教育に必要なスキル

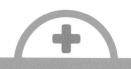

本書の特長

　糖尿病患者数は増加しており、糖尿病の専門の病棟や外来だけでなく、さまざまな病棟や外来、地域に糖尿病患者さんがいるため、どの領域の看護師であっても糖尿病をもつ患者さんと関わることが少なからずあると思います。したがって、私たち看護師は、糖尿病や糖尿病看護に関する知識をもっておくことが必要です。しかしながら、糖尿病といってもさまざまな病態やタイプがあるうえに、糖尿病合併症も全身にわたりさまざまです。それらの状態に応じた治療が必要となり、看護も異なってきます。また、糖尿病や合併症をもつ患者さんの気持ちもさまざまであり、そのような中で糖尿病患者さんはセルフケアを実施、継続していかなければなりません。

　本書では、糖尿病の病態や合併症、治療など医学的知識を整理しながら、患者さんの心理的側面や社会的側面も考慮しつつ看護できるように解説します。

役立つ ポイント1　糖尿病の病態がわかる

　糖尿病は患者さんが主体となってコントロールしていく疾患で、糖尿病看護としては、患者さんへの指導や教育が欠かせません。したがって、糖尿病の病態を患者さんにわかりやすく説明することが求められるため、看護師自身が糖尿病の病態を理解することが必要です。患者さんへの説明でも活用できるやさしい言葉を使いながら説明します。

役立つ ポイント2　具体的なセルフケアがわかる

　糖尿病患者さんは、毎日の生活の中で食事や運動といったセルフケアを実施していかなければなりません。そのため、患者さんの生活に合わせた具体的なセルフケアの方法を提案する必要があります。また、患者さんにその必要性を説明するためには根拠が必要です。糖尿病の病態や薬の作用によってその必要性を根拠づけながら、セルフケアの方法を具体的に説明します。

役立つ ポイント3　発達段階ごとの特徴がわかる

　糖尿病患者さんはどの年代でも発症し、一生、糖尿病と付き合っていかなければなりません。その人生の中で、糖尿病をもつことがさまざまな影響を及ぼすため、患者さんの年代すなわち発達段階ごとに特徴があり、看護が異なります。どの年代の患者さんであっても対応できるように、発達段階に合わせた看護をマスターしましょう。

根拠がわかる

　糖尿病患者さんは、糖尿病と付き合っていく中で、合併症が進んだり、糖尿病以外の疾患になったりして、そういったことが糖尿病の治療や患者さんの生活そのものに影響を及ぼします。状況が変われば看護の内容も変わるため、患者さんの置かれた状況に応じて看護していかなければなりません。本書では患者さんのさまざまな状況を取り上げていますので、どんな看護をすればよいのか、その根拠とともに理解できるようになります。

知識だけでなく、スキルもわかる

　多くの糖尿病患者さんは発病前の生活習慣を見直し、行動を変えることが必要です。患者さんが行動を変えるためには、糖尿病に関する情報を提供するだけでなく、患者さんの気持ちに寄り添うことが大切です。そのためには、患者さんと話したり、患者さんの話を聴いたりするスキルも必要となってきます。本書では、実践に活かせるように面接スキルや看護師の態度にも触れています。

　本書では、専門用語はできるだけ噛み砕いた表現にしてありますので、新人看護師でも無理なく読み進むことができます。糖尿病を専門にしている看護師だけでなく、専門でない看護師にも参考にしていただけると幸いです。

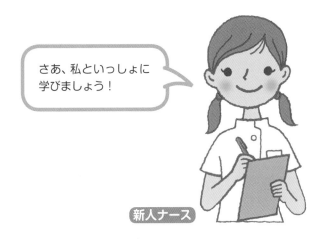

さあ、私といっしょに学びましょう！

新人ナース

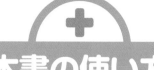

本書の使い方

本書はchapter1からchapter6までで構成されています。

糖尿病とはどういう病気なのか、どんな合併症があって、どんな検査をするのかを理解し、必要なセルフケア、看護……と順番に読んでいただくことで、糖尿病看護がイメージできるようになります。

さらに、患者教育に必要なスキルを説明します。糖尿病看護だけでなく、患者教育に関わる際にも、ぜひ活用してください。

chapter1では糖尿病の病態を学びます。患者さんに説明するうえで、しっかり理解しておきたい基本です。

chapter2では糖尿病の検査と糖尿病の合併症を学びます。神経障害、網膜症、糖尿病腎症、動脈硬化などを理解しましょう。

chapter3では糖尿病の治療と必要なセルフケアを学びます。糖尿病の治療の基本となる食事療法、運動療法、薬物療法に加えて、フットケアや低血糖、シックデイなどを理解しましょう。

chapter4ではさまざまな状況にある糖尿病患者の看護について学びます。初めて糖尿病と診断された患者さんやステロイド治療を受ける患者さんなどの看護を理解しましょう。

chapter5では発達段階に合わせた看護を学びます。小児期から老年期までの各発達段階の患者さんの特徴と看護を理解しましょう。

chapter6では患者教育に必要なスキルを学びます。面接スキルと行動変容ステージ、行動変容プロセス、自己効力理論、保健信念モデル、アンドラゴジーについて理解しましょう。PLCも紹介します。

基本から学びたい人は最初から、ある項目についてだけ知りたい人は途中から、というように読む人に合わせてどこから読んでも知りたい情報が得られます。それぞれの項目でポイントを絞って解説してありますので、好きなところから読んでもらってかまいません。

この本の登場人物

本書の内容をより深く理解していただくために
医師、ベテランナース、先輩ナースがアドバイスやポイントの説明をしています。
また、新人ナースや患者のみなさんも登場します。

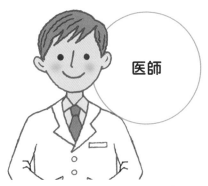

医師

病院の勤務歴8年。的確な判断と処置には定評
があります。

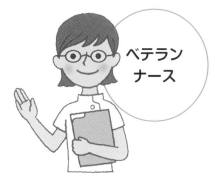

ベテランナース

看護師歴10年。やさしさの中にも厳しい指導を信
念としています。

先輩ナース

看護師歴5年。身近な先輩であり、新人ナースの指
導役でもあります。

新人ナース

看護師歴1年。看護の関わり方、ケアについて勉強し
ています。医師や先輩たちのアドバイスを受けて早
く一人前のナースになることを目指しています。

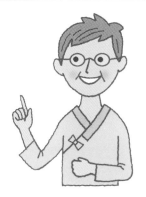

患者のみなさん

患者さんからも、ナースへの気持ちなどを
語ってもらいます。

MEMO

chapter 1

糖尿病とは

糖尿病といってもさまざまな病態やタイプがあります。

まずは身体の中での糖代謝の仕組みとインスリンの働きを理解して、

糖尿病とはどういう病気なのか基本を押さえましょう。

糖代謝の仕組みと
インスリンの働き

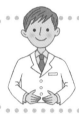

三大栄養素の１つである糖質は炭水化物とも呼ばれ、生命維持のために最も重要なエネルギー源です。ここでは、糖代謝の仕組みとインスリンの働きについて説明します。

糖代謝の仕組み

米やパンなどに多く含まれる糖質を摂取すると消化、分解されてブドウ糖になり、小腸で吸収されて血液中に放出され、脳や筋肉でエネルギーとして利用されたり、肝臓や筋肉、脂肪組織で蓄えられたりします。ブドウ糖が血液中に入るため、瞬時に血糖値が上昇します。そのため、血糖値を下げるために、**インスリン**というホルモンが必要になってきます。

▼体内での糖の仕組み

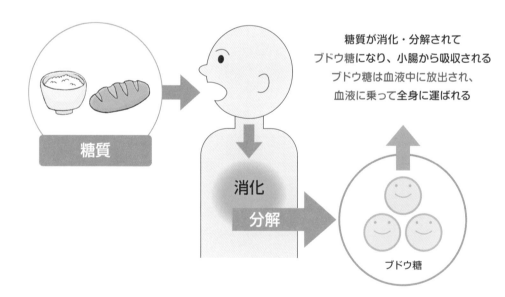

糖質が消化・分解されて
ブドウ糖になり、小腸から吸収される
ブドウ糖は血液中に放出され、
血液に乗って全身に運ばれる

糖質

消化

分解

ブドウ糖

▼糖代謝の仕組みとインスリンの働き

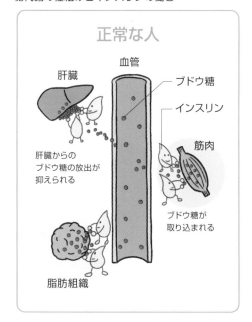

正常な人

血管
肝臓
ブドウ糖
インスリン
筋肉
肝臓からの
ブドウ糖の放出が
抑えられる
ブドウ糖が
取り込まれる
脂肪組織

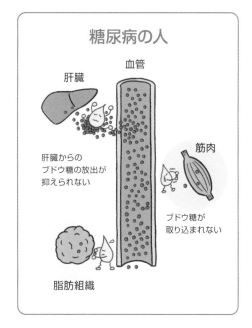

糖尿病の人

血管
肝臓
筋肉
肝臓からの
ブドウ糖の放出が
抑えられない
ブドウ糖が
取り込まれない
脂肪組織

インスリンの働き

インスリンは膵臓のランゲルハンス島のβ細胞から分泌されるホルモンです。血糖値が上昇するとインスリン分泌が盛んになり、肝臓でブドウ糖が生成されるのを抑制したり、グリコーゲンの合成を促進したりして血糖値を下げます。過剰なブドウ糖は、インスリンによる合成作用でグリコーゲンや脂肪になります。一方で、血糖値が低下し

てくると、肝臓や筋肉に貯蔵されていたグリコーゲンが分解され、ブドウ糖がつくられます。このようなインスリンの働きによって、血液中のブドウ糖の濃度は常に一定に保たれています。体の中には血糖値を上昇させるホルモンがいくつもありますが、血糖値を下げる働きがあるのはインスリンだけです。

インスリンの分泌

インスリンは上述のとおり膵臓のランゲルハンス島のβ細胞から分泌されます。インスリンの分泌には、基礎分泌と追加分泌があります。基礎分泌とは、空腹時の体内のインスリン拮抗ホルモンによる血糖上昇に合わせてインスリンを分泌することであり、追加分泌とは食後、血糖値の上昇に対して基礎分泌に追加して分泌されるインスリンのことをいいます。追加分泌は血糖値の上昇に反応し、基礎分泌の5〜10倍になるとされています。

インスリンの分泌の状態を知るために行われる検査として、グルカゴン負荷試験があります。グルカゴンの負荷前と負荷後6分のCペプチドを測定します。負荷前の空腹時のCペプチドは1ng/mL以上で、負荷後から負荷前の値を引いて2ng/mL以上あれば、インスリン分泌が保たれていると評価できます。空腹時が0.5ng/mL以下の場合は、インスリン分泌能が低下していると判断します。

▼正常なインスリン分泌動態

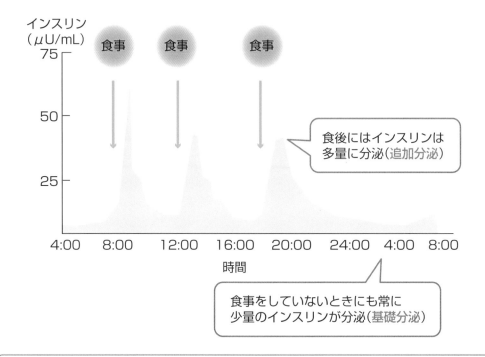

食後にはインスリンは
多量に分泌（追加分泌）

食事をしていないときにも常に
少量のインスリンが分泌（基礎分泌）

- ●Cペプチド反応（CPR）
  体の中のインスリンの量を測定する際に、体外からインスリンを補充している場合は、そのインスリンも測定してしまうため、正しいインスリン量が測定できません。そのため、インスリンの前駆物質であるプロインスリンから同じ割合で分かれるCペプチドを測定することで身体の中のインスリン量が評価できます。

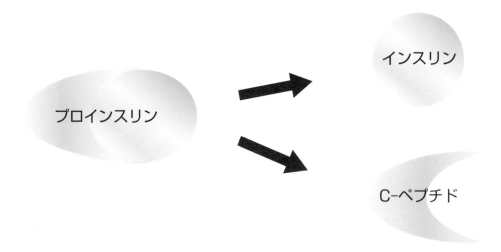

▼インスリン拮抗ホルモン

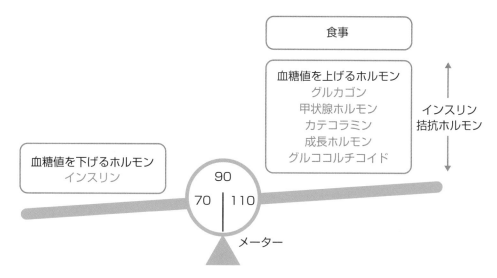

インスリンによって血糖値を一定に保っている

●**インスリン拮抗ホルモンとは？**
生命維持に必要なホルモンであり、これらのインスリン以外のホルモンが血糖値を上昇させるため、**インスリン拮抗ホルモン**といいます。

糖尿病とは

糖尿病は「慢性的に高血糖状態が続く代謝疾患群」と定義されており、インスリンの作用不足によってブドウ糖を肝臓や筋肉などに取り込めずに血液中のブドウ糖の濃度が高くなる疾患です。糖代謝の仕組みがうまく働かず、高血糖の状態になることを糖尿病と呼びます。高血糖が持続することによって、全身にさまざまな合併症を引き起こします。

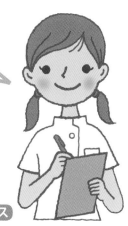

血糖値を下げるために、インスリンというホルモンが必要になってきます。

新人ナース

糖尿病の要因と糖尿病のタイプ

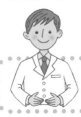

糖尿病の要因やタイプに応じた治療が必要です。

糖尿病の要因

糖代謝の仕組みがうまく働かなくなるのは、2つの要因によるインスリン作用不足のためです。1つ目の要因はインスリンの分泌不足です。インスリンが分泌されていないか分泌量が不足している状態であり、インスリン依存状態ともいいます。この状態ではインスリン治療が必要となります。2つ目の要因は**インスリン抵抗性**の増大で、インスリンが分泌されているのにインスリンの効きが悪い状態を示します。インスリンの効きが悪くなる原因としては、肥満やステロイド投与、感染症などが考えられます。したがって、肥満や感染症が改善されることで血糖コントロールがよくなる可能性があります。

- **インスリン抵抗性を疑う病態**
  メタボリックシンドローム（肥満、高中性脂肪、高血圧、低HDLコレステロール）、ステロイド投与、感染症、がん、妊娠など

糖尿病のタイプ

糖尿病には発症機序によって、「1型糖尿病」、「2型糖尿病」、「その他、特定の機序・疾患によるもの」、「妊娠糖尿病」の4つのタイプに分類することができます。

- ・1型糖尿病
- ・2型糖尿病
- ・その他、特定の機序・疾患によるもの
- ・妊娠糖尿病

●1型糖尿病

インスリンは膵臓のβ細胞から分泌されますが、ウイルス感染や化学物質などの環境因子などが引き金となって自己免疫が誘導され、膵臓のβ細胞が破壊されることが主な原因とされています。β細胞の破壊によってインスリン分泌が欠乏し、高血糖となります。

こうしたインスリンの絶対的欠乏による糖尿病を**1型糖尿病**と呼び、インスリン依存状態であるため、治療としてはインスリンが必須となります。特徴として、小児～思春期に発症することが多く、肥満とは関係がなく、GAD抗体やIA-2抗体などが陽性となります。自己免疫性の発症機序以外の原因不明の1型糖尿病は特発性として分類されます。また、発症様式によって、糖尿病の症状がみられて1週間以内にケトアシドーシスやケトーシスに陥る劇症1型糖尿病や、発症して数年後にインスリン依存状態となる**緩徐進行1型糖尿病**(SPIDDM*)もあります。

●2型糖尿病

2型糖尿病は、インスリン分泌低下およびインスリン抵抗性の増大の両者によってインスリン作用不足をきたし、高血糖となります。はじめは食事後の血糖値が下がらなくなり、徐々に食前の空腹時も血糖値が下がらないという状態になります。インスリン分泌の低下の遺伝因子に、高脂肪食などの過食や運動不足などの環境因子が加わることで発症します。日本人は欧米人と比較してインスリン分泌が低下しているといわれています。また、肥満になると肥満細胞からの分泌物質によってインスリンの働きが悪くなり、食事に十分反応できず、血糖値が高くなり、糖尿病になります。

●その他、特定の機序・疾患によるもの

遺伝子異常としては、ミトコンドリア遺伝子の異常があると糖尿病になることが多いという傾向が報告されています。また、糖尿病の原因となるその他の疾患や条件としては、ステロイド投与による高血糖やクッシング症候群、慢性膵炎、肝硬変などがあります。

●妊娠糖尿病

妊娠糖尿病とは、「妊娠中に初めて発見されたり発症したりした、糖尿病に至っていない糖代謝異常」と定義されています。妊娠中に診断された明らかな糖尿病とは異なります。妊娠によって胎盤からヒト胎盤性ラクトゲンが産生されることによって、インスリン抵抗性が増大し、糖代謝異常をきたします。糖尿病の診断に至らない軽い糖代謝異常でも、妊娠中や分娩時の胎児や母体にさまざまな影響を及ぼすため、妊娠初期から糖代謝異常の有無をスクリーニングします。75gブドウ糖負荷試験(OGTT)を行い、診断基準を満たした場合に妊娠糖尿病と診断され、妊娠中から分娩時までの血糖コントロールを行います。妊娠糖尿病の危険因子としては、過去に巨大児を出産したことがある人や肥満者、36歳以上などが挙げられます。妊娠中の血糖コントロールの目標は空腹時が70～100mg/dLであり、食後1時間の血糖値が140mg/dL未満、食後2時間の血糖値が120mg/dL未満、HbA1cが6.2%未満となります。

＊ **SPIDDM** Slowly Progressive Insulin-Dependent Diabetes Mellitusの略。

▼妊娠糖尿病の診断基準

1) 妊娠糖尿病 (GDM：gestational diabetes mellitus)

75gOGTTにおいて次の基準の1点以上を満たした場合に診断する。
①空腹時血糖値≧92mg/dL (5.1mmol/L)
②1時間値≧180mg/dL (10.0mmol/L)
③2時間値≧153mg/dL (8.5mmol/L)

2) 妊娠中の明らかな糖尿病 (overt diabetes in pregnancy)

以下のいずれかを満たした場合に診断する。
①空腹時血糖値≧126mg/dL
②HbA1c値≧6.5%
※随時血糖値≧200mg/dLあるいは75gOGTT 2時間値≧200mg/dLの場合、妊娠中の明らかな糖尿病の存在を念頭に置き、①または②の基準を満たすかどうか確認する。

3) 糖尿病合併妊娠 (pregestational diabetes mellitus)

①妊娠前にすでに診断されている糖尿病
②確実な糖尿病網膜症があるもの

●糖尿病合併妊娠

　妊娠前から糖尿病がある場合は、糖尿病合併妊娠といい、妊娠初期の高血糖によって児の奇形のリスクが高まるため計画妊娠が必要です。妊娠中や分娩時の児への影響としては巨大児や新生児低血糖などがあり、母体への影響としては難産などがあります。妊娠の許容されるHbA1cは7.0%未満となっています。妊娠や分娩によって糖尿病合併症が悪化することもあるため、糖尿病網膜症では単純網膜症までが妊娠許可となります。前増殖性・増殖性網膜症があれば、妊娠前に光凝固術を施行し、眼底所見が安定してから妊娠許可となります。糖尿病腎症では腎症2期までが妊娠許可条件となっています。

●**高血糖における児への影響**

　先天性奇形・発育不全
　巨大児
　胎児仮死・死亡
　肺成熟不良による呼吸窮迫症候群
　胎児の高インスリン血症
　新生児低血糖症
　高ビリルビン血症
　低カルシウム血症
　分娩時の鎖骨上腕骨折・上腕神経麻痺

糖尿病の症状とメカニズム

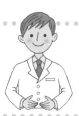

糖尿病の初期は自覚症状がほとんどありませんが、高血糖になることによって代謝障害をきたし、症状が出現します。症状の出現のメカニズムを理解しておきましょう。

糖尿病の症状

　糖尿病の主な症状は、口渇や多飲、多尿、倦怠感、体重減少です。しかし、ほとんどは自覚症状がなく、健康診断などで診断されることが多いです。

　血糖値が170mg/dLくらいを超えてくると、血糖値を正常に保とうとして、尿の中に糖を排泄しようとします。その際に、浸透圧を保つために水分も排泄するために尿量が増えます。そのため、身体は脱水状態となり、症状として口渇を自覚し、水分を多くとろうとします。また、血液中にブドウ糖が多くある状態では、細胞にはブドウ

糖が不足し、飢餓状態となります。エネルギーが不足しているために、倦怠感が出現します。エネルギーであるブドウ糖がないために、脂肪や蛋白質をエネルギーとして使用し、体重が減るということが起こってきます。脂肪を燃焼させた際の副産物、つまり燃えカスとしてケトン体が産生されます。この状態を**ケトーシス**といいます。ケトン体は血液をアルカリ性に傾かせるため、**アシドーシス**となります。この状態を**糖尿病ケトアシドーシス**といいます。

▼高血糖のメカニズムと症状

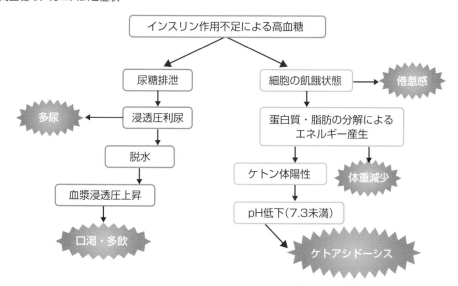

糖尿病ケトアシドーシスと高浸透圧高血糖状態

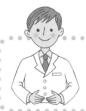

糖尿病ケトアシドーシスと高浸透圧高血糖状態は生命の危機の可能性が高いため、特徴を理解しておくことが必要です。

糖尿病ケトアシドーシスと高浸透圧高血糖状態

糖尿病の急性合併症として、**糖尿病ケトアシドーシス**と**高浸透圧高血糖状態**があります。どちらも生命の危機の可能性が高いため、適切に対応する必要があります。糖尿病ケトアシドーシスは、インスリンの絶対的欠乏によって引き起こされる重篤な代謝障害であり、昏睡に至ることもあります。1型糖尿病の発症時にもみられることが

あります。治療が遅れれば死に至るため、日頃からのインスリンの打ち忘れの予防やシックデイ・ルールなどの教育が重要です。症状としては、口渇や倦怠感などの高血糖症状に加えて、意識障害や悪心、嘔吐、腹痛といった消化器症状がみられます。

▼糖尿病ケトアシドーシスと高浸透圧高血糖状態の特徴

		糖尿病ケトアシドーシス	高浸透圧高血糖状態
病態		インスリン依存状態	インスリン非依存状態、それまでは糖尿病と診断されていないこともある
誘因		インスリン注射の中止または減量 感染症、SGLT2阻害薬の内服	高カロリー輸液、脱水、急性感染症 肝障害、腎障害、下痢など
発症年齢		若年者（30歳以下）が多い	高齢者が多い
前駆症状		激しい口渇、多飲、多尿、体重減少 全身倦怠感、悪心、嘔吐、腹痛 精神活動の低下	明確かつ特異的な症状に乏しい 倦怠感、頭痛、消化器症状
身体所見		脱水、アセトン臭（フルーツの香り） 意識障害、クスマウル大呼吸 血圧低下、頻脈	脱水、血圧低下、けいれん、振戦
検査所見	血糖	300〜1000mg/dL（多くの場合）	600〜1500mg/dL（多くの場合）
	ケトン	尿中（3＋）	（−）〜（±）
	Na	正常〜やや低下	上昇するものが多い
	K	4.0mEq/L前後	5.0mEq/Lを超えることも少なくない
	浸透圧	上昇（>300mOsm/L）	著明に上昇（>350mOsm/L）
	pH	低下（<7.3）	正常〜やや低下（7.3〜7.4）
注意点		補液により脳浮腫や心不全、肺水腫、低カリウム血症になりやすい	

高浸透圧高血糖状態は、著しい高血糖と高度の脱水によって血漿浸透圧の上昇をきたし、意識障害に至ります。高齢の2型糖尿病患者に多く、治療が遅れれば、ショックや腎不全などで死亡することもあり、予後はケトアシドーシスよりも悪いです。日頃からの感染予防や水分補給などの教育が必要です。症状としては、脱水症状がみられます。

糖尿病ケトアシドーシスと高浸透圧高血糖状態の治療

糖尿病ケトアシドーシス、高浸透圧高血糖状態の治療は、脱水の補正と血糖値の是正となります。脱水の補正としては、最初の1時間に生理食塩水を1000mL、次の2～3時間に2000mL、その後は毎時250～500mLの生理食塩水と蒸留水を同量ずつ混和させた0.45%食塩水を点滴によって投与します。血糖値の是正は、速効型インスリンを0.1～0.2単位/kg/時間で投与します。生理食塩水49.5mLにヒューマリンR®を0.5mL（100単位/mL）混和させて、シリンジポンプを使用して点滴の側管より投与します。血糖測定を行いながら、血糖値を150～200mg/dLに維持します。血清カリウムが高値であることが多く、血糖値の改善と共に低カリウム血症となりやすいため、適宜、血清カリウムの値を確認し、低値の場合はカリウムを補給します。投与時は、心電図や尿量の観察を行うことが必要です。

▼糖尿病ケトアシドーシス、高浸透圧高血糖状態の身体の観察のポイント

血糖値	糖尿病ケトアシドーシスと高浸透圧高血糖状態では、共に高血糖となる。また、治療としてインスリンを投与するため、低血糖になる可能性もあり、血糖値の変動に注意が必要。
バイタルサイン（血圧、脈拍、体温、呼吸）	脱水により循環血漿量が減少して血圧低下を招き、ショックに至ることがあるため、バイタルサインの観察が必要。重症のケトアシドーシスでは低体温になることもあり、感染があれば高熱がみられる。
意識レベル	糖尿病昏睡の原因は細胞内脱水であり、補液をすることで意識レベルが改善することがあるが、経過中に脳梗塞などの血管併発症が生じることがあるため、注意深い観察が必要。他の観察項目として対光反射や瞳孔の大きさ、眼球偏位なども観察する。
動脈血ガス	インスリン不足となり脂肪の分解が亢進しケトン体が増加すると血液が酸性に傾く。動脈血ガスを測定することで血液のpHがわかる。pHが7.0未満になるまで測定する。
電解質	血清カリウムは血糖値の改善と共に低カリウム血症（血清カリウム3.5mEq/L以下）となり、心室性期外収縮などの不整脈が出現することがある。口渇や皮膚の乾燥などの脱水症状も観察する。
尿量	補液により脳浮腫や心不全をきたしやすいため、水分バランスの観察が必要。

糖尿病ケトアシドーシス、高浸透圧高血糖状態にある患者の看護

　糖尿病ケトアシドーシス、高浸透圧高血糖状態にある患者の看護にあたっては、身体の状態を観察しながら体力の消耗を防ぐために安静の保持に努めます。インスリンを正確に投与するために輸液ポンプを使用し、1時間ごとに血糖測定を行います。脱水によって口腔内が乾燥しているため、口腔ケアを行い肺炎などの感染を予防します。高血糖によって易感染（いかんせん）状態であるため、清拭や陰部洗浄を行い尿路感染症の予防にも努めます。倦怠感が強く、生命の危機にさらされるため、患者は身体的苦痛と共に不安などの心理的苦痛も抱えることが予測されるため、苦痛に対して共感を示しながら症状が改善に向かっていることを伝え、心理的苦痛の緩和に努めていさます。

糖尿病ケトアシドーシスの症状として、腹痛や嘔吐があります。そのため、ときに腹痛や嘔吐を訴えて消化器外来を受診することもあります。腹痛がある場合は、口渇や倦怠感、舌の乾燥など高血糖症状の有無を確認することも必要です。

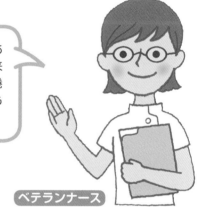

ベテランナース

ケトン体って？

　ケトン体とは、アセト酢酸と3-ヒドロキシ酪酸、アセトンの総称で、細胞の飢餓状態時に脂肪分解に伴い主に肝臓で産生されます。尿中のケトン体を測定する際の試験紙（ケトスティック）は、ニトロプルシド法を用いた測定法であり、3-ヒドロキシ酪酸に反応しないため、血液中のケトン体を反映できないこともあります。アセト酢酸は放置するとアセトンに変化するため、排尿2時間以内の新鮮尿を用います。アセトンは揮発性があり肺から呼気として排出されるためアセトン臭が発生し、血液中にはほとんど存在しません。

chapter 2

糖尿病の合併症（検査）

糖尿病の合併症は全身にわたります。

しかし、ほとんどが症状に気づかないまま進行することが多く、

症状が出現したときには非可逆的な状態となっており、QOLの低下を招きます。

合併症の進行状態を把握、アセスメントして看護に活かしていきます。

細小血管合併症

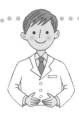 主な細小血管合併症として、糖尿病神経障害、糖尿病網膜症、糖尿病腎症があります。自覚症状を感じにくく、知らない間に進行していることがよくあるため、定期的な検査が必要です。

▼糖尿病の細小血管合併症

 し
神経障害

 め
糖尿病網膜症

 じ
糖尿病腎症

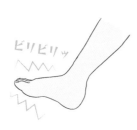

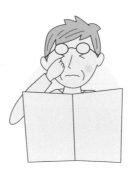

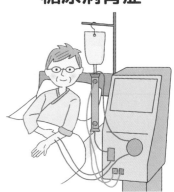

糖尿病神経障害

　神経障害は、ポリオール代謝異常が主な要因となる**多発性神経障害**と**自律神経障害**、血管閉塞が要因となる**単一性神経障害**があります。

　高血糖が続くと、神経や血管の細胞ではアルドース還元酵素という酵素が働きソルビトールという物質を過剰につくります。ソルビトールが細胞内に蓄積すると酸素不足となり、神経や血管に障害が引き起こされます。一般的に心臓から遠い下肢遠位部から対称性に発症します。また、動脈硬化によって血流が悪くなり、しびれや冷感などが出現します。

▼糖尿病神経障害の分類と症状

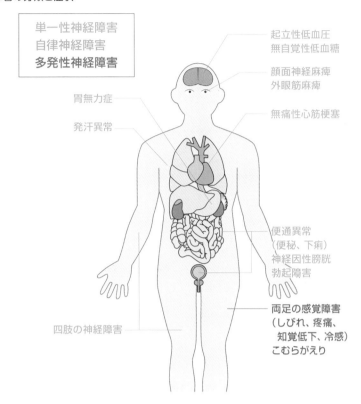

単一性神経障害
自律神経障害
多発性神経障害

起立性低血圧
無自覚性低血糖

顔面神経麻痺
外眼筋麻痺

無痛性心筋梗塞

胃無力症

発汗異常

便通異常
（便秘、下痢）
神経因性膀胱
勃起障害

両足の感覚障害
（しびれ、疼痛、
知覚低下、冷感）
こむらがえり

四肢の神経障害

●神経障害の症状と心理的・社会的影響

　多発性神経障害のしびれや冷感によって不眠となったり、しびれや知覚鈍麻によって細かい作業ができなくなったりします。また、自律神経障害の起立性低血圧や便通異常、神経因性膀胱によって自由に動けなかったり、外出を控えたりと、神経障害があることによって生活に支障をきたします。自律神経障害では、心電図でのR-R間隔変動率や呼吸性変動が低下し、突然死のリスクが高くなります。足の知覚低下によって靴ズレなどの足の傷ができやすく、その発見も遅れます。そのため、フットケアが重要になります。

▼神経障害の症状と心理的・社会的影響

トイレが気になって
外出できない…

立ち上がったときに
ふらつくのが心配で
仕事できるかな？

低血糖になって
倒れたらどうしよう。
職場に迷惑をかけてしまう…

しびれがあって
集中できない…

治療後神経障害のための検査

　長期にわたり血糖コントロールが不良であった場合、急激な血糖コントロールの後に痛みをきたすことがあります。

●末梢神経伝導速度

　末梢神経において刺激の伝わる速度を測定する検査で、運動神経伝導速度と感覚神経伝導速度の2つがあります。末梢神経を2か所で電気刺激し、2点間の距離と伝導に要した時間から伝導速度を計算します。神経障害になると、伝導速度は遅くなります。

　神経障害あり：正中神経の運動神経伝導速度が50m/秒以下、感覚神経伝導速度が45m/秒以下

●CV$_{R-R}$（心電図）

　3分間の心電図でCV$_{R-R}$（呼吸心拍変動指数）を測定することで、自律神経障害の有無がわかります。安静時と深呼吸をしたときの心電図を比較して、脈拍に変動があるかを調べます。正常な人は深呼吸をしたときに脈拍の変動が大きくなりますが、自律神経に障害が起きると、この変動が少なくなります。

　神経障害あり：2%以下

●振動覚検査（音叉）

　振動させた128Hz音叉（おんさ）を患者の内踝（うちくるぶし）に当てて、振動が伝わっている時間を測定します。左右の下肢で測定します。患者が振動を感じなくなったときに声をかけてもらいます。

　神経障害あり：10秒以下

▼音叉

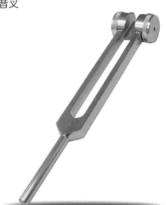

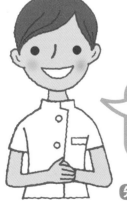

> 痛みのような刺激を感じる場合があることを事前に説明しておけば、検査に対する不安の軽減につながります。

先輩ナース

●アキレス腱反射

打腱器でアキレス腱を叩き、反射を見ます。

神経障害あり：反射の低下、減弱

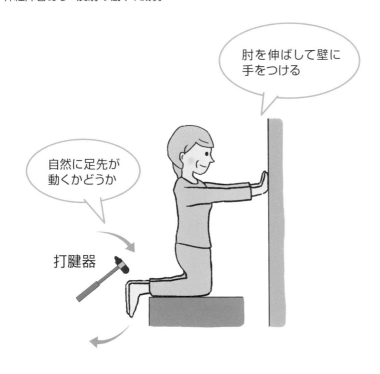

肘を伸ばして壁に
手をつける

自然に足先が
動くかどうか

打腱器

●タッチテスト

10gの圧がかかる、ビニールでできたモノフィ
ラメントを用いて、足底の圧触覚を確認します。

神経障害あり：感覚なし

▼モノフィラメント

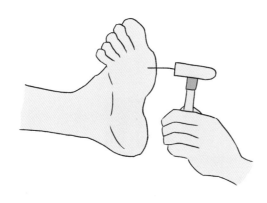

神経障害の治療

神経障害の治療には、次の方法があります。

①血糖コントロール
②禁煙
③薬物療法

・アルドース還元酵素阻害薬(キネダック)の投与
　アルドース還元酵素を阻害することによってソルビトールが過剰につくられるのを抑えます。血糖が上昇する食事の前に内服する必要があります。

・疼痛コントロール
　第一選択薬は非ステロイド性消炎鎮痛薬となっています。痛みが強い場合は、プレガバリン(リリカ)、デュロキセチン(サインバルタ)、抗不整脈薬(メキシレチン)などが使用されます。

糖尿病網膜症

糖尿病網膜症は、失明の原因の第1位となっています。糖尿病網膜症は、①正常、②単純網膜症、③増殖前網膜症、④増殖網膜症の4期に分けられます。③までは自覚症状がほとんどなく、視力低下を自覚したときにはすでに増殖網膜症の段階であることが多いです。そのため、定期的な眼科受診が重要です。患者さんに糖尿病眼手帳を渡し、眼科への受診に持参し眼科医に記入してもらうよう伝えます。

▼糖尿病網膜症の病期と病態

糖尿病網膜症の病期	病態
単純網膜症(病変が網膜内に限局)	毛細血管瘤、点状出血、斑状出血、硬性白斑、浮腫
前増殖網膜症(病変が網膜表層に拡大)	軟性白斑
増殖網膜症(硝子体内に増殖組織が浸入)	新生血管、硝子体出血、網膜剥離

　新生血管とは、血管がつまることによって網膜のすみずみまで酸素が行き渡らなくなり、網膜が酸欠状態となり、酸素不足を補おうとしてできた新しい血管のことです。新生血管はもろいために出血しやすいです。糖尿病網膜症がある場合、高血糖時に急激に血糖値を下げると、眼底出血することがあります。

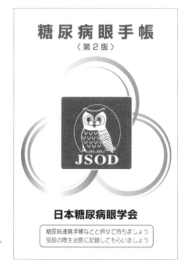

糖尿病眼手帳 ▶

●糖尿病網膜症の症状と
　心理的・社会的影響

　糖尿病網膜症の症状と心理的・社会的影響を次
に示します。

・視力低下
　➡失明への恐怖
　　見たいものを見られないという不便さ
　　できないことが増えることによる他者への依存度の増大
　　いままでと異なる対応に戸惑い
・光凝固療法や硝子体手術の導入
　➡治療に対する不安（眼痛、頭痛）
・視力低下
　➡仕事の制限
　➡インスリン注射の単位や血糖測定の数値などが見えなくなったり、内服薬が見えない
・光凝固療法や硝子体手術
　➡経済的負担の増加、受診日の増加

▼糖尿病網膜症の症状と心理的・社会的影響

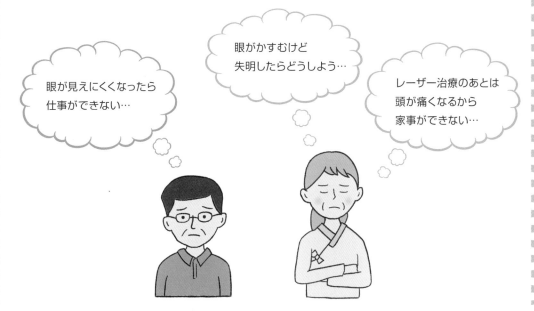

眼がかすむけど
失明したらどうしよう…

眼が見えにくくなったら
仕事ができない…

レーザー治療のあとは
頭が痛くなるから
家事ができない…

●糖尿病網膜症のための検査

糖尿病網膜症のための検査を次に示します。

①眼底検査

眼の奥に光を当てて網膜や網膜の血管などを観察し、網膜症の進行を調べます。散瞳薬により30分で瞳孔が散大し、眼底鏡を用いて眼底を観察します。散大した瞳孔は5～6時間後に回復します。検査は暗室で行われ、眼圧の上昇やショックをきたすことがあるため、注意が必要です。

看護のポイント:

検査後は瞳孔が開いているため、太陽や電灯がまぶしくなり見づらくなって転倒することもあるので、事前に患者への説明を行い、注意を喚起します。車の運転は危険であるため、やはり事前に説明しておきます。

②蛍光眼底造影検査（FAG）

静脈から造影剤（フルオレセイン）を注入し、網膜の血管の状態を観察し、網膜症の進行を見ます。検査は、暗室で行われます。造影剤によりショックをきたすことがあるので通常、血管確保をして行います。また、腎障害をきたすことがあるため、事前に腎機能をチェックしておくことが必要となります。

看護のポイント:

検査後は尿比重のチェックを行い、2～3日は皮膚と尿が黄色くなることを事前に説明しておきましょう。造影剤は強アルカリ性であるため、血管漏出に注意することが必要です。

●糖尿病網膜症の治療

糖尿病網膜症の治療方法を次に示します。

①網膜光凝固術（レーザー光凝固術）

網膜の病変部やその周囲にレーザーを照射してその部分を凝固して新生血管の発生を防ぎます。網膜症の進行を阻止する治療法で、視力を改善させる治療ではありません。1回の治療に15～20分かかります。散瞳後、点眼麻酔を行ってから実施します。光凝固中はまぶしくなり、ときには痛みを感じることがあります。光凝固後は見づらくなりますが、2週間程度で落ち着きます。

②硝子体手術

硝子体出血や網膜剥離を起こした際に実施される治療です。

▼レーザー光凝固術

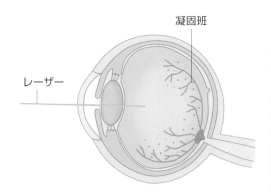

凝固班

レーザー

▼糖尿病網膜症の病期と治療

病期	①正常	②単純網膜症	③増殖前網膜症	④増殖網膜症
治療	血糖コントロール、血圧コントロール		網膜光凝固術	網膜光凝固術 硝子体手術
眼科受診の目安	1回/6～12か月	1回/3～6か月	1回/1～2か月	1回/2週間～1か月

糖尿病腎症

　糖尿病腎症は、透析の新規導入の原因疾患の第1位となっています。糖尿病腎症は第1〜5期に分類され、それぞれの病期に応じた治療、看護が必要になります。第2〜3期までは自覚症状に乏しく、第4期からは非可逆的であるため、早期から血糖コントロールや血圧コントロールが必要です。特に、4期の期間は2〜3期よりも短いことも特徴です。そのため、糖尿病腎症の進行を防ぐと共に、透析導入への意思決定支援も大切な看護になります。

▼糖尿病腎症の病期分類とその特徴

	第1期 （腎症前期）	第2期 （早期腎症期）	第3期 （顕性腎症期）	第4期 （腎不全期）	第5期 （透析療法期）
	正常	軽度低下	中程度低下	高度低下	腎不全
尿アルブミン値 （mg/gCr） 尿蛋白値 （g/gCr）	正常アルブミン尿（30未満）	微量アルブミン尿 （30〜299）	顕量アルブミン尿（300以上）あるいは持続性蛋白尿（0.5以上）	問わない	透析療法中
eGFR（mL/min/1.73m²）	30以上	30以上	30以上	30未満	
症状	無症状		浮腫 高血圧	浮腫 心不全 腎性貧血	

●尿毒症

　尿毒症とは、腎臓の働き低下し体内の老廃物や余分な水分を体外に排出できなくなり、起こる全身の変化のことをいいます。推算GFRが15mL/min/1.73m²未満くらいになると腎不全の状態であり、全身に症状が出てきます。

▼尿毒症の症状

中枢神経症状	頭痛、意識障害、けいれん、幻覚、不眠など
末梢神経症状	知覚障害（左右対称）、レストレスレッグス症候群、バーニングフィート症候群など
心血管症状	心不全による息切れ、高血圧、不整脈など
呼吸器症状	胸水貯留や肺水腫による咳嗽など
眼症状	視力障害、眼底出血、結膜への異所性石灰化（赤目症候群）など
消化器症状	食欲不振、吐き気、嘔吐、下痢、消化管出血、口臭、味覚異常など
血液異常による症状	貧血による息切れや倦怠感、出血傾向、感染症など
骨症状	低カルシウム血症、高リン血症、骨病変など
皮膚症状	掻痒感、色素沈着、浮腫、皮下出血など

▼糖尿病腎症の心理的・社会的影響

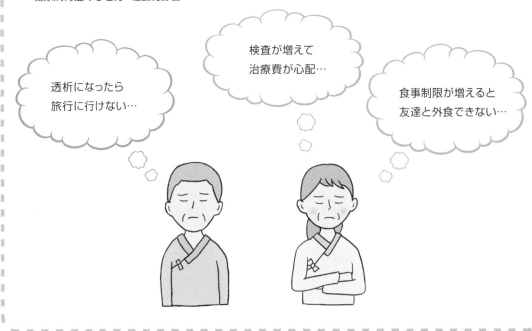

透析になったら
旅行に行けない…

検査が増えて
治療費が心配…

食事制限が増えると
友達と外食できない…

column

尿中アルブミン

　尿中アルブミンの測定は、診療報酬では、3か月に1回限り算定できるという検査です。尿中のアルブミン量は日内変動が大きく、激しい運動をしたあとは数値が高めに出やすい特徴があります。3回中2回以上微量アルブミンが確認されれば、糖尿病腎症の第2期と診断されます。

糖尿病腎症の検査

糖尿病腎症の検査を次に示します。

●尿中微量アルブミン検査

早い段階での糖尿病腎症の診断の指標として用います。アルブミンは蛋白質の一種で、1日当たり尿中に30mg/gCr以上出ていると、糖尿病による早期の腎障害が疑われます。尿中のアルブミン量は日内変動が大きく、激しい運動をした後は数値が高めに出やすい特徴があります。

●尿蛋白検査

蛋白尿が出ているかどうかを調べます。尿中に蛋白質が1日当たり500mg以上出ていると、糖尿病による腎障害の進行が疑われます。

●血清クレアチニン（Cr）

クレアチニンは筋肉に含まれている蛋白質の老廃物であり、本来は、腎臓の糸球体でろ過され尿中に排泄されます。しかし、腎機能が低下すると尿中に排泄される量が減少し、血液中にクレアチニンがたまります。腎機能の低下と共に、血清クレアチニンの値は高くなります。血清クレアチニンの正常値は、男性1.2mg/dL以下、女性1.0mg/dL以下です。

●クレアチニンクリアランス検査（CCr）

身体にたまった不要なもの、クリアチニンを尿に溶かしてどれだけ排泄できるかを調べます。クレアチニンは血液中に存在する物質で、尿中に排泄されます。一定時間内の血液中と尿中のクレアチニン濃度を測定することによって、腎機能の指標とします。正常値は、おおよそ100〜120mL/分です。

●推算糸球体濾過量（eGFR）

どれくらいの老廃物を尿へ排泄する能力があるか、という腎機能の評価ができます。この値が低いほど腎機能が低下していることになります。血清クレアチニン値（Cr）、年齢、性別からおおよその糸球体濾過量（eGFR）を計算します。値によって病期に分類します。

計算式：$eGFR(mL/分/1.73m^2) = 194 \times Cr^{-1.094} \times 年齢(歳)^{-0.287}$　（女性は×0.739）

●糖尿病腎症の治療

　糖尿病腎症の病期に応じた治療が必要ですが、どの病期においても血糖コントロールが重要です。血清クレアチニンが3mg/dLを超えると血液透析の適応基準のうち腎機能の項目に該当するため、透析導入を検討していきます。

血圧コントロール
・降圧薬
・塩分制限

▼糖尿病腎症の病期に応じた治療

病期	食事				活動
	総エネルギー （kcal/kg/日）	蛋白質 （g/kg体重/日）	食塩相当量 （g/日）	カリウム （g/日）	
第1期	25～30	20%エネルギー以下	高血圧があれば6未満	制限せず	普通生活 原則として糖尿病の運動療法を行う
第2期					
第3期	25～30 （GFR＜45では第4期の食事も考慮）	0.8～1.0 （GFR＜45では第4期の食事も考慮）	6未満	制限せず （高カリウム血漿があれば2.0未満）	過激な運動不可
第4期	25～35	0.6～0.8	6未満	1.5未満	散歩、 残業・夜勤回避
第5期	HD：30～35	0.9～1.2	6	2.0未満	軽勤務、 軽運動
	CAPD：30～35	0.9～1.2	8～10	軽度制限	

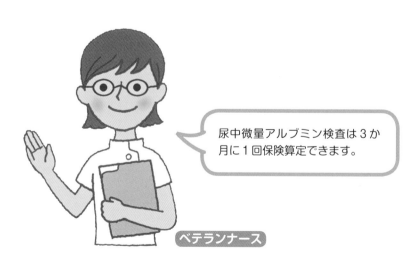

尿中微量アルブミン検査は3か月に1回保険算定できます。

ベテランナース

▼血液透析適応の基準（厚生労働省）

保存的治療では改善できない慢性腎機能障害、臨床症状、日常生活の障害を呈し、以下のⅠ～Ⅲ項目の合計点数が原則として60点以上になったときに、長期透析療法への導入適応とする。

Ⅰ. 腎機能

持続的に血清クレアチニン濃度8mg/dL以上（あるいはクレアチニンクリアランス10mL/分以下）を示す場合、点数はこの条件を満たす場合30点、血清クレアチニン濃度5～8mg/dL未満（クレアチニンクリアランス10～20mL/分未満）の場合20点、3～5mg/dL未満（20～30mL/分未満）の場合10点とする。

Ⅱ. 末期腎不全に基づく臨床症状

1. 体液貯留（全身性浮腫、高度の低蛋白血症、肺水腫、胸水、腹水など）
2. 体液異常（管理不能の電解質・酸塩基平衡異常など）
3. 消化器症状（悪心、嘔吐、食思不振、下痢など）
4. 循環器症状（重症高血圧、心不全、心膜炎など）
5. 神経症状（中枢・末梢神経障害、精神障害など）
6. 血液異常（高度の貧血、出血傾向など）
7. 視力障害（糖尿病性増殖性網膜症）
   これら1～7小項目のうち3個以上のものを高度（30点）、2個を中等度（20点）、1個を軽度（10点）とする。

Ⅲ. 日常生活障害度

尿毒症症状のため起床できないものを高度（30点）、日常生活が著しく制限されるものを中等度（20点）、通勤・通学あるいは家庭内労働が困難となった場合を軽度（10点）とする。
さらに10歳以下または65歳以上の高齢者または糖尿病、膠原病、動脈硬化疾患など全身性血管合併症の存在する場合については10点を加算する。また、小児においては血清クレアチニン濃度を用いないでクレアチニンクリアランスを用いる。

出典：川口良人、和田孝雄：透析導入ガイドラインの策定と追跡調査に関する研究。
平成4年度厚生科学研究、腎不全医療研究事業研究報告書 1993、156-164

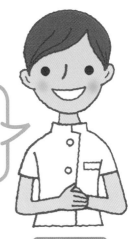

透析導入を検討する段階で透析への抵抗感をもちやすいため、糖尿病腎症の早期の段階で「透析になってしまいますよ」などと、脅しにならないように言葉をかけましょう。

先輩ナース

大血管合併症

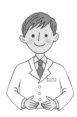

高血糖によって動脈硬化が進み、狭心症や心筋梗塞、脳梗塞、閉塞性動脈硬化症、末梢動脈疾患などを発症します。糖尿病予備軍といわれる段階から動脈硬化をきたしていることが多く、心筋梗塞や脳梗塞などを発症した際に2型糖尿病と診断されることもあります。そのため、これらの発症や再発の予防のためには、血糖だけでなく、血圧や脂質、体重のコントロールが必要になります。

▼糖尿病の大血管合併症

壊疽
（閉塞性動脈硬化症、
末梢動脈疾患）

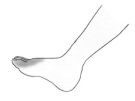

脳梗塞

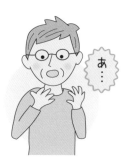

虚血性心疾患
（心筋梗塞、狭心症）

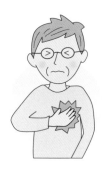

虚血性心疾患（心筋梗塞・狭心症）

　冠動脈の硬化により狭心症・心筋梗塞が起こる可能性が高く、虚血性心疾患は糖尿病でない人と比べて2〜3倍なりやすいことがわかっています。心臓に酸素や栄養を送る血管は冠動脈が狭窄・閉塞し、心筋が虚血に至ります。この状態のことを**虚血性心疾患**と呼び、主に狭心症と心筋梗塞があります。心筋梗塞は安静により寛解することがなく、放っておくと死に至ります。

　症状としては、胸痛や胸部の締め付け感、圧迫感などです。糖尿病による神経障害が進行している場合、胸痛を感じにくい無痛性心筋梗塞となることがあります。

脳血管障害（脳梗塞）

脳の血管の動脈硬化によって**脳梗塞**を発症しやすく、糖尿病でない人と比較すると2〜4倍高いといわれています。脳梗塞によって麻痺や嚥下障害などが出現した場合、生活そのものにも影響がありますが、注射や内服ができないなど糖尿病の治療にも影響があります。

脳梗塞の病型にはアテローム血栓性脳梗塞や心原性脳塞栓症、**ラクナ梗塞**があり、糖尿病との関連があることが報告されています。気づかないうちにラクナ梗塞を認めることもあります。

閉塞性動脈硬化症・末梢動脈疾患

下肢の動脈硬化によって末梢動脈の狭窄や閉塞をきたし、循環障害となって、足のしびれや冷感、疼痛などの症状が出現します。ADLの低下だけでなく、QOLも低下します。冷感がある場合、患者さんは湯たんぽやカイロを使用して低温やけどをきたし、足トラブルの重症化につながることがあります。特徴的な症状として**間欠性跛行**があります。間欠性跛行は、しばらく歩くと足に疼痛やしびれが生じ、少し休むとまた歩けるようになる症状のことをいいます。重症度を見極めるために**フォンティン分類**を用いることがあります。

▼フォンティン分類

フォンティン分類	症状
Ⅰ度	無症状・冷感・しびれ感
Ⅱ度	間歇的跛行
Ⅲ度	安静時疼痛
Ⅳ度	潰瘍・壊死

●動脈硬化の検査

①上肢足関節血圧指数（ABI＊）

上肢と足関節（足背動脈あるいは後脛骨動脈）の血圧を測定し、その比から動脈硬化を評価します。

ABI＝足関節の収縮期血圧÷上肢の収縮期血圧

通常、ABIは1.0より大きくなります。0.8以下が動脈の血流に支障がある状態であり、閉塞性動脈硬化症や末梢動脈疾患の疑いがあることになります。

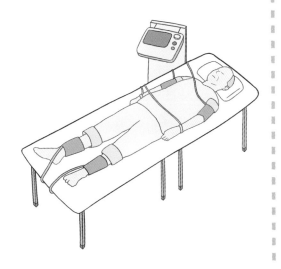

＊ABI　Ankle-Brachial pressure Indexの略。

②脈波伝播速度（PWV*）

　PWVは、体表面から測定可能な部位2か所で脈波を記録し、2点間の距離と脈波伝播時間より計算で求める動脈の硬化の程度を評価するための指標です。PWVが速いほど動脈壁が硬化している可能性が高くなります。PWVは年齢と共に上昇します。動脈硬化を示すbaPWVが1400cm/s未満、狭窄を示すMAP（mean artery pressure）は45%未満を正常とし、baPWV 1400cm/s以上、MAP 45%以上は異常を示します。ABIと同時測定できる装置もあります。

③頸動脈エコー

　IMT（内膜中膜複合体肥厚度）の測定やプラークの有無を確認することによって、動脈硬化の進展を知ることができます。頸動脈は動脈硬化の好発部位であり、脳に向かっている大きな血管であるため、脳梗塞のリスクを推定する際に重要です。頸動脈のIMTが1.1mmを超えると動脈硬化と診断されます。

④LDLコレステロールとHDLコレステロール

　採血でLDLコレステロール（悪玉コレステロール）とHDLコレステロール（善玉コレステロール）を測定し、動脈硬化のリスクを評価します。

動脈硬化の治療

●内服治療

　HMG-CoA還元酵素阻害薬などによる脂質異常症の内服治療です。

　HMG-CoA還元酵素阻害薬の投与によって血液中のコレステロールを減らし、脂質コントロールを行います。副作用として、筋肉が障害される**横紋筋融解症**があります。まれな副作用ですが、特に腎臓機能が低下している人や高齢者は注意が必要で、足のふくらはぎなどの筋肉痛や倦怠感などが出現します。

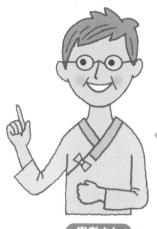

高血糖によって動脈硬化が進み、心筋梗塞や脳梗塞を発症するのですね。

患者さん

＊**PWV**　pulse wave velocityの略。

脂質異常症の治療薬の種類と作用の仕方

脂質異常症の治療薬は、その作用の仕方でいく

つかの種類に分かれています。

▼脂質異常症の治療薬

HMG-CoA還元酵素阻害薬 （スタチン系）	肝臓でのコレステロール合成を抑える薬剤。
	メバロチン（プラバスタチン）、 リポバス（シンバスタチン）、ローコール（フルバスタチン） リピトール（アトルバスタチン） リバロ（ピタバスタチン）、クレストール（ロスバスタチン）
陰イオン交換樹脂製剤	コレステロールの体外への排泄を促進する薬剤。
	コレバイン（コレスチラミン）
小腸コレステロールトランス ポーター阻害薬	小腸でのコレステロールの吸収を阻害し、血液中のコレステロールを低下させる薬剤。
	ゼチーア（エゼチミブ）
フィブラート系製剤	中性脂肪の合成を抑える薬剤。中性脂肪を減らし、小型化したLDLを大きくする作用があり、コレステロールを低下させる作用もある。
	ベザトールSR、リピディル（フェノフィブラート）
EPA製剤	魚の脂などに含まれるEPA（イコサペント酸）からつくられている薬剤。中性脂肪を減らす。血液を固まりにくくする作用がある。
	エパデール

血糖値は常に変動します。特に食事をすると血糖値の変動が大きくなります。そのため、食後の血糖値を測定することも重要です。空腹時の血糖値が正常でも食後の血糖値が高いことで、心筋梗塞や心不全などの心血管疾患による死亡のリスクが高まります。

ベテランナース

足病変

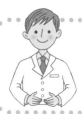

糖尿病をもつ患者さんはさまざまな足病変（そくびょうへん）のリスクがあり、その足病変によって足の切断につながることもあるため、足病変のリスクのアセスメントが重要となります。

足トラブルのリスク

　下肢切断の70%が糖尿病患者さんといわれています。神経障害による知覚鈍麻や高血糖による免疫力の低下、動脈硬化による血流障害などの要因によって足トラブルのリスクが高まります。さらに糖尿病網膜症による視力低下や肥満などからセルフケア不足の状態になることによって、足のトラブルのリスクは高まります。

　神経障害による知覚鈍麻によって、足の傷がで

きていても痛みを感じず、発見が遅れます。血糖値が250mg/dL程度を超えると白血球の遊走能が低下し、感染しやすい状態となります。さらに動脈硬化によって血流障害をきたし、傷への酸素や栄養の供給量が不足し、傷の治癒が遅延します。このような状態から足トラブルのリスクが高まります。

▼足病変のリスク要因

神経障害による知覚鈍麻 傷に気づかない

高血糖による抵抗力の低下

血流低下・動脈硬化

セルフケア不足 視力低下 肥満

足トラブル
亀裂、鶏眼、胼胝（べんち）
巻き爪、白癬（はくせん）
潰瘍、壊痕

血糖コントロールと
セルフケアが重要

足病変

足病変としては巻き爪、亀裂などがあります。自律神経障害による発汗異常があると皮膚が乾燥しやすく、亀裂が入りやすかったり、角化しやすかったりします。そのため、糖尿病の罹病期間が長いと足トラブルのリスクが高まります。

▼足病変

部位	症状	考えられる状態や要因
皮膚	発赤・紅斑	圧迫 熱感があれば、炎症や感染
	腫脹	蜂窩織炎・シャルコー関節・痛風 皮膚の色が青紫や赤紫に変化していれば、閉塞や狭窄による血流障害
	水疱	靴ずれや低温やけど 白癬菌による感染
	乾燥・亀裂・鱗屑	自律神経障害による発汗異常
	鶏眼・胼胝	局所の機械的な刺激による角化
	潰瘍	皮膚トラブルの治癒の遅延 下腿にあれば静脈のうっ滞や動脈閉塞による血流障害
	壊死	血流障害が重症で虚血
	浮腫	腎不全や心不全などによる循環障害 栄養障害でも生じる
	趾間の浸軟	白癬菌による感染
爪	肥厚	爪白癬・爪甲鉤彎症
	白濁	爪白癬
	陥入爪・巻き爪	靴による圧迫・深爪
	グリーンネイル	緑膿菌による感染
足	変形	ハンマートゥ、クロートゥであれば先が細い靴、開張足 シャルコー関節であれば糖尿病神経障害 外反母趾や内反小趾、開張足であればヒールや先が細い靴

▼足指の変形

ハンマートゥ	PIP関節（近位趾節間関節）が屈曲し、DIP関節（遠位趾節間関節）が伸展した変形
クロートゥ	PIP関節（近位趾節間関節）とDIP関節（遠位趾節間関節）が屈曲した変形

▼足トラブルのリスクが高い人

・糖尿病療病期間が10年以上である。
・血糖値が高い。
・神経障害がある。
　足にしびれや紙が張り付いた感じがある、足の感覚が鈍い、足が冷たい。
・足潰瘍や足の切断歴がある。
・足への負担が大きい。
　腰が痛くてうまく歩けない、靴や長靴を履いている時間が長い、関節の変形がある。
・フットケアができない。
　自分で自分の足を見ることができない。
・透析をしている。
・喫煙をしている。

●足病変のための検査

足病変のための検査を次に示します。

①神経の伝わり方を調べる

・アキレス腱反射

・振動覚検査

・タッチテスト

・末梢神経伝導速度

②動脈硬化の程度を調べる

・脈波伝播速度（PWV）

・上肢足関節血圧指数（ABI）

③血管のつまりを調べる

・MRA（核磁気血管造影）

・血管カテーテル検査

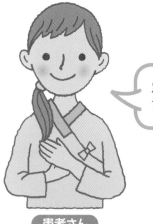

足のトラブルによって足を切断
することにもなるのですね。

患者さん

その他の合併症

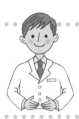

高血糖は全身の血管に影響を与えるため、認知症やがん、歯周病などの糖尿病の合併症を引き起こします。いずれもQOLの低下を招くため、血糖コントロールが重要です。

認知症

　糖尿病があると、**脳血管性認知症**は2〜3倍、**アルツハイマー型認知症**は1.5〜2倍、発症のリスクが高まるといわれています。脳血管性認知症は、高血糖によって動脈硬化をきたし血流の低下が起こることで発症します。アルツハイマー型認知症では、高血糖になると血糖値を下げようとして多くのインスリンが分泌され、**高インスリン血症**となります。高インスリン血症になると脳への

インスリンの供給量が低下することで、脳におけるインスリン作用が低下し、アミロイドβという物質の分解能力の低下やタウ蛋白質の変性によって神経保護作用が低下します。また、遷延する低血糖や頻繁な低血糖は脳のブドウ糖不足を引き起こすため、脳へのダメージがあり認知症になりやすいです。

▼糖尿病をもつ人の認知症発症のメカニズム

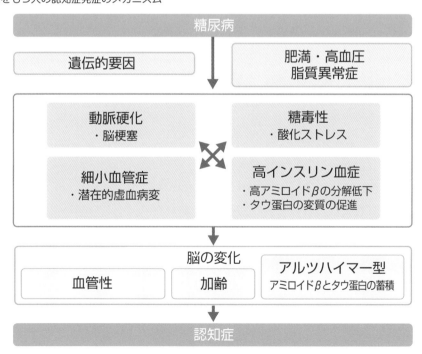

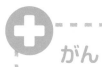
がん

　高血糖によって**がん**の発症リスクが高まります。がんと糖尿病のリスク因子は高脂肪食や肥満、運動不足、喫煙、飲酒など同様の生活習慣とされています。血液中の過剰なインスリンは発がんに関与している可能性があるといわれており、高血糖によって多くのインスリンを分泌する状態、高インスリン血症はがんのリスク因子となり

ます。また、血糖値が高いことで抗がん剤の効果が低下するという報告もあります。さらに、がん治療で用いるニボルマブなどの免疫チェックポイント阻害薬による免疫反応活性化に伴う免疫的な副作用として劇症1型糖尿病の発症がみられることがあります。

▼糖尿病患者が罹患しやすいがんのリスク

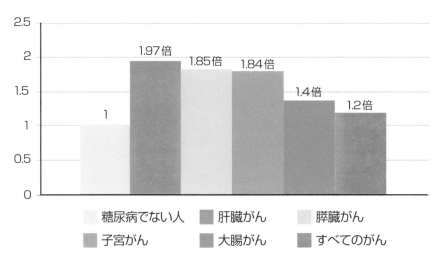

出典：日本糖尿病学会・日本癌学会 糖尿病と癌に関する委員会：糖尿病と癌に関する委員会報告．糖尿病56（6）：374-390.2013を参考に作成

▼がんの発症リスク因子

- 加齢：65歳以上
- 男性
- 肥満：BMI＞25
- 不適切な食事：赤肉や加工肉の摂取過剰、食物繊維の摂取不足
- 運動不足
- 喫煙
- 過剰な飲酒

出典：日本糖尿病学会・日本癌学会 糖尿病と癌に関する委員会：糖尿病と癌に関する委員会報告．糖尿病56（6）：374-390.2013を参考に作成

＊**遊走能**　組織内を移動する能力。

歯周病

高血糖によって**歯周病**の重症度が高くなり、進行するリスクも高いとされています。高血糖になると多尿になり、口腔内が乾燥します。そのため、唾液の働きが悪くなり、口腔内の浄化作用が低下し、細菌が繁殖しやすくなります。また、高血糖が続くと、白血球の遊走能＊が低下して免疫力が低下し、細菌に感染しやすい状態になります。さらに歯周病になると、歯肉の炎症によってTNF-αという炎症性サイトカインが増加するため、インスリン抵抗性が増大し、高血糖となります。歯周病を放置することで高血糖がさらに進むという悪循環が起こります。

歯周病の原因となる細菌は、歯と歯肉のすき間である歯周ポケットで増殖することで、歯肉に炎症を起こし、歯を支えている歯槽骨を溶かします。

歯周ポケットが深くなるほど歯槽骨が失われ、最後は支えきれずに抜歯に至ってしまいます。歯周病などの口腔内のトラブルは、食事と密接に関連し、糖尿病の食事療法や血糖変動に影響を及ぼすため、予防が重要です。

▼歯周病の症状

- 歯肉が腫れる
- 出血する
- 歯肉を押すと膿性の浸出液が出る
- 歯がグラグラする
- 口臭が強くなる

●歯周病のための検査

歯周病のための検査を次に示します。

①プロービング検査

プローブという、歯周ポケットの深さを測定する器具を使用して歯周ポケットの深さを調べます。深いほど、歯周病が進行しています。

②歯の動揺度検査

鑷子（せっし）で歯をはさんで動かし、歯のグラつき度合いを調べます。グラつきが大きいほど、歯周病が進行しています。

③X線検査

歯槽骨の骨吸収や形態を調べます。

▼歯周病の進行度

健康な状態	軽度歯周炎	中等度歯肉炎	重度歯肉炎
歯と歯ぐきのすき間 1〜2mm	3〜5mm	4〜6mm	6mm以上
正常な歯周ポケットは深さ1〜2mm。	歯周炎が進行すると約3〜5mmになります。歯周ポケット内に歯垢や歯石が付着して炎症が広がり、歯ぐきが通常よりも赤くなったり、腫れてきたりします。	歯周ポケットが4〜6mmに進行。歯を支える歯槽骨の吸収も進行し、歯ぐきの腫れや出血などの自覚症状が増加します。歯ぐきの痛みや歯がしみる症状が現れることもあります。	歯ぐきの腫れや出血、口臭が日常的にみられ、歯の揺れや排膿も生じます。歯ぐきの痛みが生じることも少なくありません。

●歯周病の治療

歯周病の治療方法を次に示します。

・プラークコントロール

歯ブラシ、フロス、歯間ブラシなどを使って口腔内の清潔を保ちます。

・スケーリング

歯石を除去し、歯の表面への歯石の付着を防ぎます。

・外科手術

重症化した歯周病に対しては、歯周ポケット掻爬術（そうはけ）や歯肉切除術などの外科手術を行うこともあります。

がん細胞からのTNF-αやIL-6が血糖値を上昇させ、インスリン抵抗性が増大するため、食事や運動など生活が変わっていないにもかかわらずHbA1cが上昇した場合、がんを疑い、全身のCTなどの検査を行うことがあります。

ベテランナース

chapter 3

糖尿病の治療と必要な
セルフケア

糖尿病の治療は、食事療法と運動療法が基本であり、

それでも血糖コントロールが困難な場合に、薬物療法を検討していきます。

また、糖尿病の合併症を防ぐためにはフットケアや

セルフモニタリングなどのセルフケアが必要です。

患者教育ができるように知識を確認しておきましょう。

糖尿病の治療目標

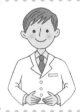

糖尿病患者さんは糖尿病でない人と比べて平均寿命が10年程度短いとされています。そこで、糖尿病の治療目標は、健康な人と変わらないQOLの維持と、健康な人と変わらない健康寿命となっています。そのためには、細小血管合併症と大血管合併症の発症と進行を防ぐことが重要です。

血糖コントロール目標とHbA1c

血糖値は食事や運動などの影響を受けて常に変動します。そのため、血糖値だけでは血糖コントロールを評価できません。そこで用いるのが**HbA1c**（ヘモグロビンエーワンシー）です。

HbA1cは、Hbとブドウ糖が結合した物質であり、過去1〜2か月の血糖値の平均を反映します。基準値は4.6〜6.2%（NGSP）となります。一定期間の血糖状態が高いとHbA1cは高くなります。

▼HbA1cとは、Hbとブドウ糖が結合した物質

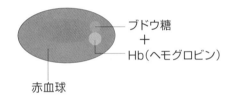

ブドウ糖
＋
Hb（ヘモグロビン）

赤血球

▼血糖コントロールの目標

患者の年齢、罹病期間、臓器障害、低血糖のリスク、サポート体制などによって考慮

目標	血糖正常化を目指す際の目標	合併症予防のための目標	治療強化が困難な際の目標
HbA1c	6.0%未満	7.0%未満	8.0%未満

●HbA1c　7.0%未満を目指すための血糖値の目安
　空腹時血糖値　　　130mg/dL 未満
　食後2時間血糖値　　180mg/dL 未満

血糖コントロール目標

糖尿病の血糖コントロール目標は、糖尿病の合併症を予防するためにHbA1c 7.0%未満を目指すこととされています。空腹時血糖値130mg/dL、食後2時間血糖値180mg/dLがその目安となります。食前の空腹時血糖値よりも、食後2時間の血糖値が高い方が合併症のリスクが高いとされます。血糖変動が大きい（**グルコーススパイク**）と血管の内皮が傷害されるため、HbA1cだけでなく血糖値も確認する必要があります。

血糖コントロールを厳格に行うと、低血糖のリスクが高まります。その点から、低血糖の症状を感じにくいとされる高齢者や罹病期間の長い神経障害がある人などは、血糖コントロールを緩めに行うことを検討します。また、他の疾患をもつ人やサポート体制が整っていない人などの場合も、糖尿病の合併症の発症や進行のリスクがどの程度、影響するのかを検討し、血糖コントロール目標を決定します。特に高齢者では、認知機能の低下によって低血糖の症状がわからないことがあるため、低血糖のリスクが高い薬とそうでない薬によっても血糖のコントロール目標を調整します。

▼心血管疾患による死亡危険度

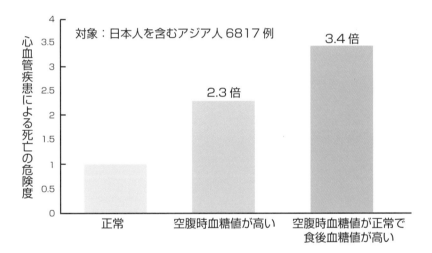

▼グルコーススパイク

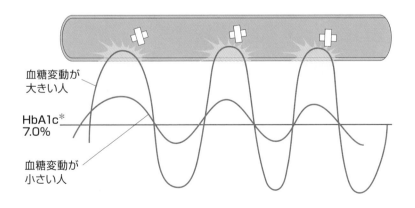

＊同じHbA1cでも血管への影響は異なる。

血圧・脂質コントロール目標

血糖コントロールの目的は糖尿病合併症の発症や進行を予防することにあります。したがって、血糖だけがコントロールできていても、血圧が高かったり、中性脂肪やLDLコレステロールが高かったりすると、心筋梗塞や脳梗塞などの糖尿病合併症のリスクが高まります。そのため、血糖だけでなく、血圧や血清脂質のコントロールも行っていかなければなりません。血圧は診察室では緊張により高くなることもあるため、家庭での血圧測定が重要です。血圧は130/80mmHg未満を目標とし、中性脂肪は早朝空腹時150mg/dL未満、LDLコレステロールは120mg/dL未満、HDLコレステロールは40mg/dL未満を目指します。

グリコアルブミン

HbA1cはHbにブドウ糖がどれくらい結合しているかということを意味するため、輸血をしたり、腎性貧血に使用するエリスロポエチン製剤を使用している場合、過去1～2か月の血糖値の状態を反映しているとはいえず、低めに出たりすることがあります。そのため、HbA1cと血糖値にかい離がある患者では、**グリコアルブミン**を測定することがあります。グリコアルブミンは過去2週間の血糖値を反映しており、基準値は11～16％となります。

▼HbA1cにかい離がある場合

HbA1cが高めの場合	HbA1cが低めの場合
急速に改善した糖尿病 鉄欠乏状態	急激に発症した糖尿病 エリスロポエチン製剤を使用している 肝硬変 透析 輸血後

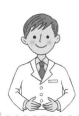

食事療法

糖尿病において食事療法は治療の基本になります。食事療法の目的は、生活を営むのに必要な栄養を摂取することと、インスリン作用不足を改善して血糖・脂質・血圧を良好に保つことにあります。しかし、医療者にとっては糖尿病の治療であっても、患者さんにとっては、仕事をするための活力補給、仕事上の付き合い、家族や友人との親交の場など、食事の目的は治療だけではありません。食事療法の基本を理解し、患者さんの状況に合わせて支援しましょう。

食事療法のポイント

食事療法のポイントは、①適正なエネルギー摂取、②栄養素のバランスがよい食事、③規則的な食習慣になります。このポイントからもわかるように、糖尿病の食事療法は特別な食事ではなく健康食といえます。患者さんだけでなく、家族で食事を見直すことが食事療法を成功させることにつながります。食事は1日3食、365日のことで患者さんの個人の生活と関わっているため、患者さんとコミュニケーションをとりながら食事療法を進めていきます。

食事療法の進め方

患者さんに合った糖尿病の食事療法を進めていくためには、患者さんの血糖コントロール状態だけでなく、血圧や身長、体重といった身体的な状況を確認しておく必要があります。食事療法の進め方としては、5つのステップを踏んでいきます。

▼食事療法の進め方

●ステップ5
問題を解決するための具体的な方法を考える

●ステップ4
いまの食生活と比較し、問題を見つける

●ステップ3
適切な量を伝える

●ステップ2
栄養素のバランスを伝える

●ステップ1
患者さんに合った総エネルギー摂取量の目安を伝える

▼糖尿病の食事療法の前に確認すること

確認項目	根拠
年齢	高齢であると、摂取エネルギーの不足によってフレイルやサルコペニアなどのリスクが高まる。
身長・体重	身長を用いて摂取カロリーが決定される。体重も確認することでBMIが把握でき、肥満があれば、摂取カロリーを低めに設定する。
血圧	血圧が高ければ、塩分制限も加わる。
脂質：中性脂肪 　　　LDLコレステロール 　　　HDLコレステロール	脂質コントロールがよくない場合は、これらに対する食事療法も考慮する。
糖尿病腎症の病期	糖尿病腎症の病期によっては、蛋白質やカリウムなどの制限が加わる。
尿酸	尿酸の多い食品の摂取も考慮する。
その他の疾患の有無	肝硬変などでアンモニア血症があれば蛋白制限が必要になったり、膵炎があれば脂肪への注意が必要であったり、心不全で水分制限がある場合もある。
使用している糖尿病治療薬	使用している薬剤の作用や作用時間によって、血糖値の変動が異なる。

●ステップ1

　ステップ1は「患者さんに合った総エネルギー摂取量の目安を伝える」ことです。患者さんと共に総エネルギー摂取量の目安を求め、自分に合った摂取エネルギーであることの理解を促します。患者さんと目標体重を確認し、職業などの生活状況を聴いて身体活動の量から摂取エネルギーを求めます。

▼総エネルギー摂取量の目安の求め方

> ## 総エネルギー摂取量の目安＝目標体重×エネルギー係数

●目標体重：身長（m）×身長（m）×22
●エネルギー係数：職業などを確認し、身体活動のレベルを決める

レベル (kcal/kg/目標体重)		
軽労作	生活の大部分が座位（デスクワーク、主婦）	25～30
普通の労作	立ち仕事が多い、適度に活動	30～
重い労作	力仕事が多い、活発なスポーツ	35～

● ステップ2

ステップ2は「栄養素のバランスを伝える」ことです。総エネルギー摂取量が同じでも炭水化物が多い、蛋白質が多いなど栄養素に偏りがあると適切な食事療法とはいえません。三大栄養素は、エネルギーとなる炭水化物と蛋白質、脂質であり、これに加えて身体の調子を整えるビタミンやミネラルが必要になります。炭水化物はエネルギーの50～60％であり、蛋白質は目標体重当たり1.0～1.2g／kg、残りが脂質になります。ビタミンやミネラルが含まれる野菜は1日300～350gが目安になります。

● ステップ3

ステップ3は「適切な量を伝える」ことです。まず、1日3食とすることの必要性を説明します。例えば、朝食の分を夕食分に足して食べることで、その分の血糖値が上がってしまいます。そのため、より多くのインスリンを必要とし、夕食の場合は余った糖質が中性脂肪として蓄積されてインスリンの効きが悪くなります。したがって、できるだけ3食とれるように患者さんと共に考えていきます。

次に1回の食事の適切な量を伝えます。その際に食品交換表を用いることも有効です。食品交換表には1日の摂取エネルギー量から栄養バランスまでがわかりやすい形で示されています。食品交換表では、主に含まれる栄養素によって表1～6のグループに分類し、80kcalを1単位として食品の量を示しています。同じ表の中のものは交換することができます。表1は穀物類で、摂取エネルギーによって摂取量は異なりますが、だいたいご飯なら1食3単位で150グラム、食パンなら6枚切り1.5枚が同じ3単位で、いずれも240kcalになります。

▼1回の食事の量

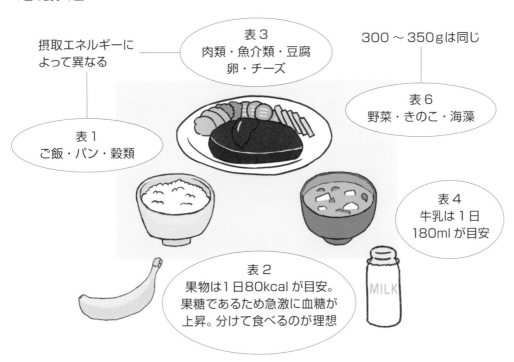

摂取エネルギーによって異なる

表3
肉類・魚介類・豆腐
卵・チーズ

300～350gは同じ

表6
野菜・きのこ・海藻

表1
ご飯・パン・穀類

表4
牛乳は1日
180ml が目安

表2
果物は1日80kcal が目安。
果糖であるため急激に血糖が
上昇。分けて食べるのが理想

MILK

体格指数22

目標体重に体格指数である22を用いるのは、最も病気が少ないといわれているためです。しかし、高齢者になるとフレイルやサルコペニアといった転倒や寝たきりになりやすい状態を避けるために、65歳以上では22～25になっています。

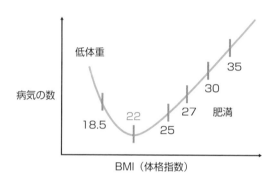

なぜ80kcalが1単位なの？

日常でよく食べられる食品1個分のエネルギー量が80kcal前後のものが多いことから、日本糖尿病学会より出版されている食品交換表では80kcalを1単位としています。例えば、バナナ1本、アジ1尾（60g）、鶏卵1個などが80kcalになります。

▼食品交換表

表1	穀類、いも、炭水化物の多い野菜と種実、豆（大豆を除く）	ご飯、パン、うどん、じゃがいも、餃子の皮、レンコン、トウモロコシ、あずきなど
表2	果物	りんご、みかん、ぶどう、バナナなど
表3	肉類、魚介類、豆腐、卵、チーズ、大豆とその製品	アジ、マグロ、あさり、いか、ハム、かまぼこ、ゆば、納豆、卵、豆腐など
表4	牛乳と乳製品（チーズは除く）	牛乳、ヨーグルトなど
表5	油脂、多脂肪性食品	ごま油、マヨネーズ、くるみ、ベーコン、アボカドなど
表6	野菜（炭水化物の多い一部の野菜を除く）、海藻、きのこ、こんにゃく	キャベツ、レタス、ホウレン草、わかめ、エノキ、シイタケ、こんにゃくなど

●ステップ4

ステップ4は「いまの食事と比較し、問題を見つける」ことです。適切な食事量といまの食事と比較し、何がどのくらい多いか、少ないかを確認します。よくある問題として、間食が多かったり、主食が多かったりします。

▼考えられる問題

間食が多い。	主食が多い。
果物が多い。	油・脂が多い。
塩分が多い。	野菜が少ない。
アルコールが多い。	

●ステップ5

ステップ5は「問題を解決するための具体的な方法を考える」ことです。患者さんと共に具体策を考えていきます。その際の看護師の姿勢としては、患者さんのそれまでの努力や空腹感に対して理解を示すことが重要であり、どうすれば改善できるか一緒に考える、という姿勢が必要です。

また、「禁止」という言葉より「減らす」「変える」という考え方で、できるだけ負担感がないように心がけます。「孫と一緒に食事したい」「仕事の接待は大事だ」などの患者さんの食事に対するこだわりを理解しておくことも必要です。こだわりへの理解がないと、適切な食事療法を提案しても患者さんが行動変容することは難しいです。

患者さんが食事に対して関心をもち、できそう、続けられると思ってもらうことが大切です。患者さんの話を聴いたうえで、どの方法ならできそうか、患者さん自身が決めるように支援します。患者さんの目標が体力的、心理的、経済的に無理がないか、目標が高くなりすぎないように配慮します。

糖質を制限しすぎると、一時的に体重は減りますが、糖質を減らすことによって蛋白質や脂質の摂取が過剰となり、カロリーがオーバーしたり、コレステロールが多くなったり、味つけが濃くなったりして、長期的に見ると体重増加や脂質異常症、高血圧などを引き起こすことにつながります。

ベテランナース

食事療法の具体策

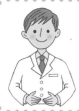

食事療法のポイントは①適正なエネルギー摂取、②栄養素のバランスがよい食事、③規則的な食習慣ですが、そうはいっても実際は千差万別です。患者さんが実際に行動に移せるように、量や内容、摂り方など具体的な食事療法の方法を考えていく必要があります。

間食が多い

間食はカロリーが高く、糖質や脂質、塩分の多いものが多いため、血糖値、血圧、体重、コレステロールへの影響が大きいです。そのため、控えれば効果が出やすいといえます。砂糖やブドウ糖が液体に溶け込んでいる清涼飲料水は、グルコーススパイクによって動脈硬化が進行しやすい――ということについて、図を使って伝えると患者さんが理解しやすいです。

▼刺激を減らす具体的方法

> ・菓子類を見えないところに置く。
> ・家族にお土産に食べ物を買ってこないように頼む。
> ・テレビを見ながらの「ながら食い」をやめる。
> ・買い物リストをつくり、菓子類を買わない。
> ・空腹時に買い物をしない。
> ・食後すぐに歯磨きをする。
> ・食べる分だけにする（大袋にしない）。
> 空腹感に対して……
> ・空腹感に対して理解を示す。
> ・海藻やきのこ類を多く使用することを提案する。

主食が多い

普段の食べる主食の量を具体的に示します。実際に使用している茶碗で示し、gで量を示したりします。最近は、炊いたご飯をパックに入れたものが売られているため、それを活用するのもよいでしょう。じゃがいも、栗、トウモロコシ、かぼちゃなどの炭水化物を多く含む食品を食べる場合は、その分だけ主食を減らしましょう。

果物が多い

果物はビタミンも豊富ですが、果糖が多く含まれるため、血糖が上昇しやすいです。野菜を摂取することでビタミンを補うことができます。日頃からよく食べる果物の量を具体的に示します。握りこぶしや手のひらで量を覚てもらうことも有用です。果物をミキサーにかけてジュースのようにして飲むと、液体であるため、急激に血糖値が上昇します。

油・脂が多い

脂質はカロリーが高く、コレステロールが多く含まれるため、体重や体内脂肪への影響が大きいです。また、炭水化物と一緒に摂取することで高血糖が長引きます。コレステロールは1日300mgまでを目安にして、夕食に多く摂る予定がある場合は、昼食で控えめにするなどの工夫を提案します。肉や魚などの内臓などに多く含まれています。健康に気を遣ってシラスやごま油などを摂りすぎている場合もあるため、努力を認めたうえで見直していきましょう。

▼油・脂を減らす具体的方法

・揚げ物やフライ、天ぷらの回数を減らす。
・揚げ物を食べるなら、衣を外したり、油を吸いやすい茄子などの食材を控えたりする。
・肉より魚、サーロインよりヒレ、トロより赤身を選ぶ。
・フライより唐揚げに。茹で、蒸し、網焼きに変える。
・コレステロールの多い食品を減らす。
・アボカドやクロワッサンなどの見えにくい油・脂を意識する。

▼コレステロールの多い食品

鶏卵1個…………220mg	砂肝80g ………………… 160mg
シラス30g………70mg	いくら大さじ1杯 ………100mg
バター10g………20mg	シュークリーム1個 ……150mg

塩分が多い

　塩分の過剰摂取は血圧の上昇を招きます。味が濃いと食が進み、食べすぎになり、肥満にもつながります。糖尿病をもつ人は2～3倍、高血圧になりやすいといわれていますので注意が必要です。糖尿病腎症が3期以降の患者さんや高血圧のある患者さんでは、1日の塩分摂取量は6g以下となります。

▼日本人の食塩相当量の目標量

> 男性8.0g/日未満
> 女性7.0g/日未満
> （高血圧の人は6g以下）
> **WHO（世界保健機関）の基準は5g未満**

▼塩分が多く含まれる食品

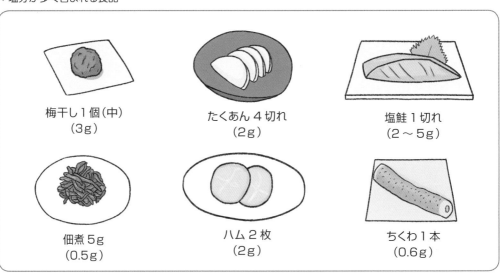

| 梅干し1個(中) | たくあん4切れ | 塩鮭1切れ |
| (3g) | (2g) | (2～5g) |

| 佃煮5g | ハム2枚 | ちくわ1本 |
| (0.5g) | (2g) | (0.6g) |

▼塩分を減らす具体的方法

・塩分の多く含まれる食品を減らす。
・煮物は控える。
・醤油はかけるより、つけて食べる。
・鮮度の高い、旬の素材や旨みの出る素材を使う。
・熱い物は熱いうちに、冷たい物はしっかり冷やす。
・味噌汁は、かつおや昆布などの出汁を十分にとって、具だくさんにする（味噌汁は塩分2g）。
・香味料を上手に使う。
　　香味野菜（しょうが、大葉、にんにく）、柑橘類（レモン、ゆず）、香辛料（わさび、胡椒）。
・麺類の汁を残す（飲むと約6gの塩分摂取）。

野菜が少ない

　野菜や海草などの食物繊維は、血糖値の上昇を緩やかにします。そのため、食事の最初に食べることを提案します。カロリーも低いため、たくさん食べることを提案します。1日の目安は300〜350gです。袋に入ったカット野菜はgの表示がされており、量がわかりやすくて便利です。

　野菜を摂取しようと野菜ジュースやサプリメントを活用する患者さんがいますが、健康を気遣っていることを認めたうえで、食事を適切にすれば十分な栄養がとれること、野菜ジュースでは食物繊維が失われていることがあったり、飲みやすくするために果汁やブドウ糖が入っていたりすることを情報提供します。一緒に成分を確認します。

食事は3食、365日のことで、個人の生活と密接な関係があります。患者さんの仕事や生きがいなどを含めて生活を知ることが必要で、できることや続けられる方法を提案することが大切です。

ベテランナース

アルコールが多い

アルコールは栄養価はありませんが、1g当たり7kcalあります。アルコール摂取によって食欲が増して食事療法がおろそかになって、血糖コントロールを乱すことにつながります。また、尿酸の多く含まれるビールの摂取が多いと高尿酸血症にもなります。飲酒量が多いとアルコール性低血糖を起こしやすくなります。

長期的なアルコールの多量摂取は、肝障害、膵障害、アルコール依存症にもつながります。禁酒が望ましいですが、血糖コントロールができている患者さんや糖尿病の合併症が軽度の患者さんなどでは、1日160kcalまでが許可範囲となっています。

患者さんの仕事の接待や友人とのつながりなど、アルコール摂取の機会を大切にしていることに対して理解を示したうえで、アルコールの害を伝え、アルコールを減らす工夫を一緒に考えましょう。

▼アルコール摂取を許可する条件

①長期にわたって血糖コントロールが良好である。
②糖尿病合併症がない、もしくは軽度である。
③血清脂質のコントロールが良好である。
④肝疾患がない。
⑤膵疾患がない。
⑥量を節制できる。

▼アルコールを減らす具体策

・休肝日を設ける、量を決める。
　　飲み始めると自制ができない人は休肝日を設ける方が簡単。
・ノンアルコールやカロリーオフなどを活用する。
　　表示を確認する（100mL当たり5kcal未満でカロリーゼロと表示できる）。
・果汁や糖質の入っていないものを選ぶ。

1型糖尿病患者さんの食事療法

1型糖尿病患者さんの治療はインスリン療法になります。したがって、1型糖尿病の食事療法は食事制限というよりは、患者さんの食生活に合わせてインスリンの量を調整することになります。ただし、食べすぎやバランスの偏った食生活を送ることで、肥満および肥満からのインスリン抵抗性の増大、血糖や脂質のコントロールの乱れにつながり、糖尿病の合併症の発症・進展を引き起こすことになります。1型糖尿病患者さんであっても、①適正なエネルギー摂取、②栄養素のバランスがよい食事、③規則的な食習慣、が食事療法のポイントになります。

糖尿病腎症患者さんの食事療法

糖尿病腎症が進行すると、腎臓の負担を減らすために、蛋白質制限やカリウム制限などが加わります。蛋白質の制限に伴う摂取エネルギー不足を予防するために、炭水化物や脂質の量を増やします。糖尿病腎症第2期までに実施してきた食事療法とはまったく異なった食事療法になるため、戸惑いが生じやすいです。

▼糖尿病腎症の食事療法

病期	総エネルギー (kcal/kg/日)	蛋白質 (g/kg体重/日)	食塩相当量 (g/日)	カリウム (g/日)
第1期	25〜30	20%エネルギー以下	高血圧があれば6g/日未満	制限せず
第2期				
第3期	25〜30 (GFR＜45では第4期の食事も考慮)	0.8〜1.0 (GFR＜45では第4期の食事も考慮)	6g/日未満	制限せず (高カリウム血症があれば2.0g/日未満)
第4期	25〜35	0.6〜0.8	6g/日未満	1.5g/日未満
第5期	HD：30〜35	0.9〜1.2	6g/日未満	2.0g/日未満
	CAPD：30〜35	0.9〜1.2	PD除水量(L)×7.5＋尿量(L)×5(g)/日	原則制限せず

▼糖尿病腎症の食事療法への戸惑い

生野菜を食べるように心がけてきたのに…

油ものを食べないようにしてきたけど…

炭水化物を減らすようにしてきたのに…

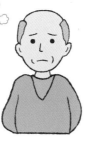

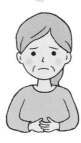

蛋白質の制限

　食事で摂取した蛋白質は老廃物の一種である窒素代謝物をつくります。腎臓の機能が低下すると、この老廃物を排泄することができなくなり、蛋白質の最終代謝産物の尿素が体内に蓄積されます。そこで、腎臓の負担を減らすために蛋白質の制限を行います。低蛋白米や蛋白質調整食品などの治療用特殊食品を活用することも蛋白質の制限には有用ですが、経済的負担も考慮しましょう。

カリウムの制限

　腎臓の機能が低下すると、電解質の一種であるカリウムの排泄が減少し、血液中のカリウムが増加し、高カリウム血症となります。高カリウム血症となると不整脈を起こしやすくなるため、カリウム制限が必要になります。

　血清カリウム値5.5mEq/L以下を目標にします。果物や野菜、いも類にカリウムが多く含まれます。水やお湯に溶けやすいというカリウムの性質を利用すれば、カリウム成分を少しでも除くことができます。

▼カリウムを減らす具体策

・野菜などは小さく切り、茹でこぼししたり、流水にさらしたりする。
・果物は缶詰を活用する。
・カリウム含有量の多い食品の摂取を減らす。

食品100g当たりのカリウムの含有量

食品100g当たりのカリウムの含有量を次に示します。

単位：mg

さつまいも	540	ひじき（乾燥）	4400
さといも	560	わかめ（素干し）	5200
納豆	700	カットわかめ（乾燥）	440
小豆（乾燥）	1200	煮干し	1200
ホウレン草	500	バナナ	360
干しぶどう	750	アボカド	720

運動療法

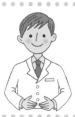

運動療法も糖尿病においては治療の基本となります。運動はエネルギー源であるブドウ糖を消費したり、インスリンの効きをよくしたりして血糖値を下げる効果があります。運動療法も食事療法と同様に続けていくことが大切です。運動療法の基本を理解し、患者さんの状況に合わせて支援しましょう。

運動療法のポイント

糖尿病の運動療法は、身体活動を増やすことです。身体活動には、生活活動と運動があります。運動療法の効果として、短期的な効果だけでなく、長期的な効果もあります。運動療法のポイントは、長く続けていくことにあります。そのため、生活の中に取り入れていくことが大切です。患者さんの生活状況を確認しながら運動療法を進めていきます。

▼身体活動

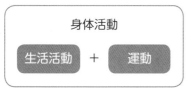

▼糖尿病での運動の効果

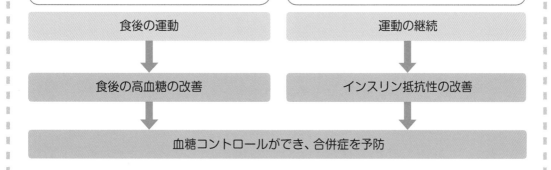

運動療法の進め方

　患者さんに合った安全な糖尿病の運動療法を進めていくためには、患者さんの身体的な状況を確認しておく必要があります。合併症がある患者さんでは運動療法が身体に悪影響を及ぼすこともあります。尿ケトンが陽性の場合は、脂肪の燃焼によってケトンが増加し、ケトーシスを助長したり、肝臓での糖新生によってさらに血糖値が上昇したりするため、運動は控えます。メディカルチェックを行い、患者さんに合った運動を提案しましょう。いままで運動習慣がなかった患者さんが急に運動を始めることによって体調を崩すこともあるため、段階的に進めていきましょう。

▼糖尿病の運動療法で注意が必要な人

- ・血糖コントロールが極端に悪い場合 (空腹時血糖値250mg/dL以上)
- ・眼底出血があったり、眼底出血の可能性が高い場合
- ・糖尿病腎症が進んでいる場合 (クレアチン：男性2.5mg/dL、女性2.0mg/dL以上)
- ・高度の自律神経障害がある場合
- ・心筋梗塞、狭心症などがある場合
- ・重症の高血圧がある場合 (収縮期18mmHg以上、拡張期110mmHg以上)

▼メディカルチェックの項目

チェック項目	根拠
糖尿病の状態	・脂肪の燃焼によってケトンが増加し、ケトーシスを助長し、肝臓での糖新生によってさらに血糖値が上昇する。
神経障害の状態	・知覚障害あると足トラブルにつながる。 ・起立性低血圧によって転倒や失神につながる。 ・不整脈があることで突然死のリスクがある。 ・無症候性の心筋虚血を起こす可能性がある。
網膜症の状態	・網膜症があれば、強度の運動は回避する。 ・バルサルバ運動は血圧を上昇させて眼底出血などにつながる。
腎症の状態	・血圧上昇によって蛋白尿が増加するため、糖尿病腎症第3期以降は過激な運動はできない。
大血管障害の状態	・狭心症や心筋梗塞があれば、心臓リハビリテーションのプログラムに従う。
足病変の状態	・加重によって足病変が悪化する。

運動療法の種類と強度

運動療法には大きく分けて、有酸素運動とレジスタンス運動の2種類があります。ややきついと感じるくらいの中等度の強度の有酸素運動が推奨されています。筋肉量を増やし筋力を増強するレジスタンス運動と組み合わせることによって、よりよい血糖コントロールを目指すことができます。

15〜20分くらいを目安に、まずはウォーキングから始めるのが比較的取り入れやすいといえます。その後、徐々に時間や回数を増やしていきましょう。なかなか運動の時間がとれない患者さんには、通勤で歩いたり、仕事中に階段を使ったりと、生活の中での活動量を増やしてNEATの量を増やすことを提案します。レジスタンス運動では息を止めることで血圧が上昇するため、息を止めないようにします。

●有酸素運動

大きな筋肉を収縮させ、一定時間持続する全身運動のことです。

例) ウォーキング、ジョギング、サイクリング、
水中ウォーキング、水泳など。

●レジスタンス運動
（筋力トレーニング）

負荷をかけた筋力トレーニングで、筋肉に抵抗をかけることによって、筋力の向上などを目的として行う運動のことです。

例) スクワット、ダンベルやチューブを使った
トレーニングなど。

●NEAT*（非運動性熱産生）

生活における動作で無意識に消費されるエネルギーのことです。

例) 通勤でエスカレーターでなく階段を使う。
腕を大きく動かしながら掃除機をかける。
立っているときにつま先立ちをする。

▼効果的なウォーキング

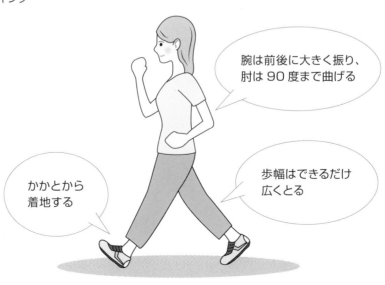

腕は前後に大きく振り、
肘は90度まで曲げる

歩幅はできるだけ
広くとる

かかとから
着地する

* **NEAT**　Non-Exercise Activity Thermogenesisの略。

運動療法の注意点

糖尿病治療薬によって低血糖のリスクがある患者さんの場合は、低血糖になりやすい時間帯の運動は避けましょう。低血糖に備えブドウ糖を携帯します。食後の高血糖がある患者さんでは、食後1～2時間に運動を取り入れると効果的です。

また、運動によって汗をかき脱水になることのないよう、水分補給の説明もします。足トラブルの予防のため、くつ下の着用と自分に合った靴を履くことを促します。

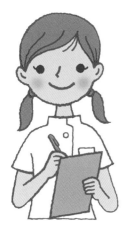

運動療法の基本を理解し、患者さんの状況に合わせて支援しましょう。

column

運動の強さは？

運動の強さ（強度）は「ややきつい」と感じる程度がよいと言われています。糖質と遊離脂肪酸の両方が骨格筋のエネルギー源として使われる運動強度が「ややきつい」と感じる程度です。脈拍数が運動の強度の目安になります。一般的には100～120回/分が適していますが、以下の方法でも目安を求めることができます。

○脈拍数の目安
（220－年齢）×0.5＝運動のときに目安にする脈拍数（回／分）

注射療法

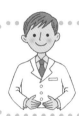

糖尿病の注射療法には、インスリンとGLP-1受容体作動薬があります。同じ注射療法でも作用が異なります。インスリンは劇薬になります。注射療法について理解し、患者さんが安全に治療を受けられるよう支援しましょう。

インスリン療法

インスリン依存状態では、生命の維持のためにインスリンが不可欠です。2型糖尿病患者さんに多い、インスリン非依存状態の場合でも、血糖コントロールのため、あるいは周術期に、インスリンを用いて治療が行われます。

▼インスリン治療の適応

絶対的にインスリンが必要なとき	相対的にインスリンが必要なとき
・1型糖尿病 (インスリン依存状態) である。 ・糖尿病昏睡である。 　(ケトアシドーシス、高浸透圧高血糖状態) ・感染症がある。 ・周術期である。 ・大きな外傷がある。 ・重症の肝障害や腎障害がある。 ・糖尿病合併妊娠である。	・食事や運動、経口糖尿病治療薬では十分な血糖コントロールが得られない場合。 空腹時血糖値250mg/dL以上、随時血糖値350mg/dL以上

インスリンは、通常は身体の中にあるホルモンです。そのため、インスリン治療では、正常なインスリン分泌のパターンをまねることで血糖値をコントロールしていきます。食事による血糖上昇に対して分泌されるインスリンの追加分泌と、食事に関係なく分泌されるインスリンの基礎分泌を、外からのインスリン注射によって作用させて治療していきます。

▼インスリンの追加分泌と基礎分泌

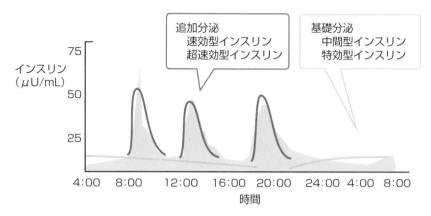

インスリン治療の方法には、**静脈注射**と**皮下注射**があります。食事がとれないときは点滴を行ないながら、静脈内にインスリンを投与していきますが、通常は患者さんが生活の中でインスリンの皮下注射を行っていきます。インスリンの注射には、作用発現時間や作用持続時間が異なるいくつかの種類のインスリンを使用します。

▼インスリン製剤の種類

インスリン製剤の種類	作用のイメージ図	注射のタイミング	特徴
超速効型インスリン製剤		食事に合わせて注射	インスリンの追加分泌を補う。注射後すぐに効き始め、作用持続時間が最も短い。
速効型インスリン製剤		食事に合わせて注射	インスリンの追加分泌を補う。注射後30分程度で効き始め、超速効型と比べてゆっくりと効く。
中間型インスリン製剤		食事のタイミングにかかわらず、1日のうち決まった時間に注射	インスリンの基礎分泌を補う。注射後ゆっくりと効き始め、ほぼ1日効果がある。
持効型インスリン製剤		食事のタイミングにかかわらず、1日のうち決まった時間に注射	インスリンの基礎分泌を補う。ほとんどピークがなく、中間型よりも長く効く。ほぼ1日安定して効果がある。
混合型インスリン製剤		食事に合わせて注射	インスリンの追加分泌と基礎分泌を補う。超速効型や速効型と、中間型インスリン製剤の混合製剤。
配合溶解インスリン製剤		食事に合わせて注射	インスリンの追加分泌と基礎分泌を補う。超速効型と持効型インスリン製剤の配合製剤。

超速効型インスリン

	発現時間	最大作用時間	持続時間
アピドラ注	15分未満	0.5〜3時間	3〜5時間
ヒューマログ注	15分未満	0.5〜1.5時間	3〜5時間
ノボラピッド注	10〜20分	1〜3時間	3〜5時間

速効型インスリン

	発現時間	最大作用時間	持続時間
ノボリンR注	約30分	1〜3時間	約8時間
ヒューマリンR注	0.5〜1時間	1〜3時間	5〜7時間

中間型インスリン

	発現時間	最大作用時間	持続時間
ノボリンN注	約1.5時間	4〜12時間	約24時間
ヒューマリンN注	1〜3時間	8〜10時間	18〜24時間
ヒューマログN注	0.5〜1時間	2〜6時間	18〜24時間

持効型インスリン

	発現時間	最大作用時間	持続時間
ランタス注	1〜2時間	ピークなし	約24時間
レベミル注	約1時間	3〜14時間	約24時間
トレシーバ	定常状態	ピークなし	42時間未満
グラルギンリリー	1〜2時間	ピークなし	約24時間

混合型インスリン

	発現時間	最大作用時間	持続時間
ノボラピッド 30・50・70mix注	10〜20分	1〜4時間	約24時間
ヒューマログmix 25・50注	15分以内	0.5〜6時間	18〜24時間
ノボリン 30・50R注	約0.5時間	2〜8時間	約24時間
ヒューマリン 3/7注	0.5〜1時間	2〜12時間	18〜24時間

インスリン注射の方法

　皮下注射でインスリンを投与しますが、正しく注射されないとインスリンが投与されず高血糖になったり、インスリンが投与されても作用時間が異なり低血糖になったりするため、正しい注射方法を理解することが重要です。

●注射方法（ペンタイプの場合）

❶手を洗い、手袋をする。

❷注射器のキャップを外す。

　懸濁したインスリンの場合は、均一に混和する。

　➡インスリンの成分を均一にするため。

❸注射針をまっすぐ取り付け、注射針の外キャップと内キャップを外す。

　➡取り付けた針が傾いているとインスリンが漏れることがある。

❹ダイヤルを"2"まで回し針先を上に向け、空打ちをしてインスリンが出ることを確認。

　➡注射器の破損の有無を確認し、注射針の中の空気を抜くため。

❺指示された単位数までダイヤルを回す。

❻注射部位を消毒綿で消毒し、皮膚に針を刺す。

❼注入ボタンを押し、ダイヤルが"0"になることを確認後、5〜10秒数える。

　➡インスリンが確実に注入されるのに5〜10秒必要（ペンの種類によって秒数は異なる）。

❽注入ボタンを押した状態で針を抜く。

　➡血液の逆流を防ぐ。

❾消毒綿で注射部位を抑える。

　➡揉むとインスリンの吸収が速くなる。

❿注射針を外して専用の廃棄ボックスに入れる。

以前は糖尿病の注射というとインスリンだけでしたが、いまはGLP-1受動体作動薬もあります。患者さんに確認する際は注意しましょう。

ベテランナース

インスリン注射の注意点

　多くの患者さんが長期にわたって自分で注射を行っていきます。インスリンの皮下注射で注意することとして、注射部位の選択があります。

●インスリン注射ができる部位

　インスリン注射ができる部位を次に示します。
　腹壁、上腕、大腿、臀部
　注射部位により吸収速度が異なり、入浴や運動で吸収が速まります。

　インスリンの作用時間を一定にするため、注射部位は固定します。

> 安静時での吸収速度は、
> 腹壁＞上腕＞臀部＞大腿

▼インスリン注射ができる部位

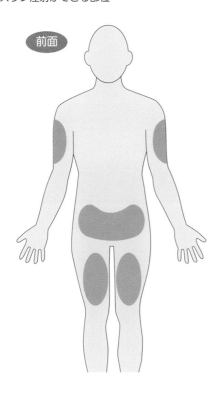

前面

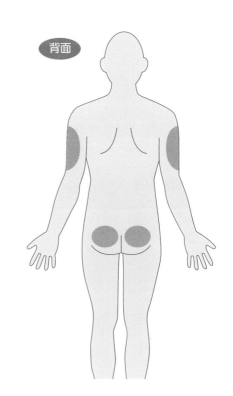

背面

●インスリンリポジストロフィー

　インスリンリポジストロフィーについて次に示します。

・インスリンリポハイパートロフィー
　（肥厚・硬結）

・インスリンリポアトロフィー（脂肪萎縮）
　原因：同一部位に繰り返し注射
　影響：インスリンの吸収の遅延
　予防：毎回、2～3cmほど注射部位をずらして
　　　　注射する

インスリンの保管と廃棄

　使用中のインスリンは日の当たらない場所に常温で保管し、未使用のインスリンは冷蔵庫に保管します。冷凍庫に入れると凍結してしまいます。夏の車内などは高温になるため、注意しなければなりません。状況に応じてペン型のインスリンをタオルで巻き、保冷剤を入れた保冷パックで持ち歩くなどの対応が必要です。注射針は医療廃棄物になるため、医療機関や薬局で回収しています。

GLP-1受容体作動薬

　GLP-1受容体作動薬はインスリンとは異なります。GLP-1は小腸から分泌される消化管ホルモンであるインクレチンの一種で、血糖値が80mg/dLを超えるとインスリン分泌を促す働きがあります。GLP-1は、分泌されたのちにDPP-4という酵素によって分解され、不活性化されます。このDPP-4による分解を受けにくくしたのがGLP-1受容体作動薬です。

　そのため、身体の中にあるGLP-1よりもDPP-4に分解されにくいため、長時間にわたってGLP-1の働きが続きます。GLP-1受容体作動薬は、血糖値が高いときだけインスリン分泌を促進するため、単独の使用では低血糖が起こりにくいとされています。GLP-1受容体作動薬には作用持続時間の異なったいくつかの種類があります。

▼GLP-1受容体作動薬の製剤

GLP-1受容体作動薬の製剤名	注射回数	特徴
ビクトーザ皮下注	1日1回	量の調節可能
リキスミア皮下注	1日1回	量の調節可能
バイエッタ皮下注	1日2回	量の調節可能
ビデュリオン皮下注用ペン	週1回	
トルリシティ皮下注	週1回	

GLP-1受容体作動薬の副作用

　GLP-1には、インスリン分泌を促進したり、グルカゴン分泌を抑制したりする作用のほかに、食欲を抑制したり、食物の胃からの排出を遅らせたりする作用があります。そのため、副作用として、嘔気や食欲低下などがあります。注射回数を重ねるにつれて徐々に副作用に慣れてくるといわれています。したがって、初めて注射する際は、油物を控えるなど胃もたれしやすい食事を避けることが望ましいです。食欲低下によって体重減少も期待できるため、肥満の糖尿病患者さんに用いられることが多いです。

内服療法

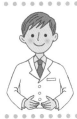

食事療法や運動療法だけでは血糖コントロールが不十分なときには、内服療法を行います。内服薬を飲んでいても、食事療法や運動療法は行っていく必要があります。さまざまな作用の糖尿病の内服薬によって血糖コントロールを行っていきます。

経口糖尿病薬の種類

患者さんの身体の状態に合わせて薬を使い分けます。

▼経口糖尿病薬の種類

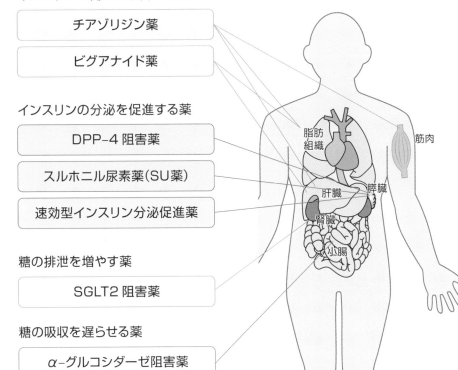

インスリンの働きを改善する薬

> チアゾリジン薬

> ビグアナイド薬

インスリンの分泌を促進する薬

> DPP-4 阻害薬

> スルホニル尿素薬(SU薬)

> 速効型インスリン分泌促進薬

糖の排泄を増やす薬

> SGLT2 阻害薬

糖の吸収を遅らせる薬

> α-グルコシダーゼ阻害薬

脂肪組織　筋肉　肝臓　膵臓　腎臓　小腸

●スルホニル尿素薬（SU薬）

膵臓のβ細胞に働いてインスリンの分泌を促します。血糖改善効果は高いのですが、その分、低血糖リスクもあります。作用の持続時間が長いため、低血糖が遷延します。低血糖があった場合は、作用が続いている間は観察が必要です。

用法：1日1～2回、朝または朝夕、食前または食後

一般名	商品名	作用時間（時間）
グリベンクラミド	オイグルコン、ダオニール	12～24
グリクラジド	グリミクロン	6～24
グリメピリド	アマリール	6～12

●速効型インスリン分泌促進薬（グリニド薬）

膵臓のβ細胞に働いてインスリンの分泌を促します。SU薬より発現時間が速く、持続時間が短いのが特徴です。食後の血糖の上昇を抑えるために用いられます。したがって、食事の直前に内服します。インスリン分泌を促すため、低血糖のリスクがあります。

用法：1日3回、朝昼夕、食直前

一般名	商品名	作用時間（時間）
レパグリニド	シュアポスト	4
ミチグリニド	グルファスト	3
ナテグリニド	スターシス、ファスティック	3

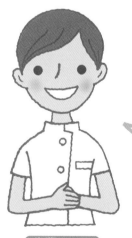

スルホニル尿素薬は、長時間作用するため、検査のために昼食を抜く場合は、朝食時のスルホニル尿素薬の量を調整して低血糖を予防する必要があります。

先輩ナース

●ビグアナイド薬

肝臓に蓄えられているグリコーゲンからブドウ糖がつくられるのを抑えて、血糖値を下げます。筋肉でのブドウ糖の取り込みを増加させる働きにより、インスリン抵抗性の改善も期待できます。肥満の患者さんに多く用いられます。単剤では低血糖にはなりません。ビグアナイド薬で最も注意する副作用は、**乳酸アシドーシス**になります。血液中の乳酸が増加し、吐気や嘔吐、腹痛、食欲低下、意識障害などが症状として出現します。乳酸アシドーシスの予防のために、肝臓、腎臓、心臓、

肺などの機能障害、循環障害、大量のアルコールを飲む、栄養不良などのある患者さんには、禁忌となっています。75歳以上の患者さんにも新たに内服が開始されることも勧められていません。ヨード造影剤を用いた検査では、乳酸アシドーシスを避けるために、検査48時間前から検査後48時間までは休薬します。シックデイなどの脱水が予測されるときも休薬します。

用法：1日2～3回、朝夕または朝昼夕、食前または食後

一般名	商品名	作用時間（時間）
メトホルミン塩酸塩	メトグルコ、グリコラン、メルビン	6～14
ブホルミン塩酸塩	ジベトス	6～14

●α-グルコシダーゼ阻害薬

小腸でアミラーゼによりデンプンからショ糖などの二糖類に分解されたのちに、二糖類から単糖類へと分解するα・グルコシダーゼという酵素の働きを阻害することにより糖の吸収を遅らせて食後の血糖の上昇を防ぎます。そのため、食直前の内服になります。小腸で働くため、副作用として腹部膨満感や放屁、下痢などの消化器症状があ

りますが、徐々に慣れていきます。開腹手術の既往がある患者さんでは腸閉塞のリスクがあるため、注意が必要です。単剤では低血糖をきたしませんが、他の糖尿病治療薬と併用して低血糖になった場合は二糖類である砂糖の吸収が遅れるため、ブドウ糖を摂取します。

用法：1日3回、朝昼夕、食直前

一般名	商品名	作用時間（時間）
アカルボース	グルコバイ、グルコバイOD	2～3
ボグリボース	ベイスン、ベイスンOD	2～3
ミグリトール	セイブル、セイブルOD	1～3

●チアゾリジン薬

筋肉や脂肪組織、肝臓でのインスリン抵抗性を改善して血糖コントロールを図ります。

単剤では低血糖の心配はありませんが、浮腫、貧血などの副作用があります。この薬はナトリウムの再吸収を促進する作用があるため、浮腫が出現すると考えられています。心不全の患者さんや心不全既往歴のある患者さんは、浮腫を起こし症状を悪化させるおそれがあるため使用できません。海外での研究において、膀胱がんの発生リスクが増加するおそれがあるとの報告があり、膀胱がんの治療中の患者さんへの投与はできません。

用法：1日1回、朝、食前または食後

一般名	商品名	作用時間（時間）
ピオグリタゾン塩酸塩	アクトス、アクトスOD	20

●DPP-4阻害薬

小腸から分泌されるGLP-1はDPP-4という酵素によって分解され、不活性化されます。そのため、GLP-1を不活性化するDPP-4の働きを阻害し、インスリンの分泌を促進し、グルカゴン分泌を抑制し、血糖をコントロールします。血糖依存性に作用するため、単剤では低血糖になることは少ないです。体重増加も認めないことから多くの患者さんに使用されています。最近は週1回の内服のものもあります。

用法：1日1～2回、朝または朝夕、食前または食後

一般名	商品名	作用時間（時間）
シタグリプチン	ジャヌビア、グラクティブ	24
ビルダグリプチン	エクア	12～24
アログリプチン	ネシーナ	24
リナグリプチン	トラゼンタ	24
テネリグリプチン	テネリア	24
アナグリプチン	スイニー	6～12
サキサグリプチン	オングリザ	24
トレラグリプチン	ザファテック	1週間
オマリグリプチン	マリゼブ	1週間

●SGLT2阻害薬

近位尿細管でのブドウ糖の再吸収を抑制し、血液中の過剰なブドウ糖を尿と共に体外へ排出させて血糖値を低下させます。体重減少や血圧低下の作用も報告されています。血糖値が正常範囲内でも尿糖が出ます。インスリン分泌に依存せず、腎臓に作用するため、低血糖のリスクはありませんが、多尿によって脱水になりやすいです。通常より300〜600mLほど多い尿が排泄されるため、その分の水分補給が必要です。尿に糖が含まれることから、尿路感染症や性器感染症をきたしやすいため、清潔を保つことも大切です。また、脱水症状を感じにくい高齢者は、より注意が必要です。

用法：1日1回、朝、食前または食後

一般名	商品名	作用時間（時間）
イプラグリフロジン	スーグラ	24
ダパグリフロジン	フォシーガ	24
ルセオグリフロジン	ルセフィ	24
トホグリフロジン	アプルウェイ、デベルザ	24
カナグリフロジン	カナグル	24
エンパグリフロジン	ジャディアンス	24

●配合薬

経口糖尿病治療薬が7種類あり、そのうえ、食前と食後となると内服薬の数が多くなります。少しでも患者さんの負担を減らすために、配合薬が使用されることがあります。

商品名	一般名
ソニアス配合錠	ピオグリタゾン／グリメピリド配合錠
メタクト配合錠	ピオグリタゾン／メトホルミン配合錠
グルベス配合錠	ミチグリニド／ボグリボース配合錠
リオベル配合錠	アログリプチン／ピオグリタゾン配合錠
エクメット配合錠	ビルダグリプチン／メトホルミン配合錠
イニシンク配合錠	アログリプチン／メトホルミン配合錠
メトアナ配合錠	アナグリプチン／メトホルミン配合錠
カナリア配合錠	テネリグリプチン／カナグリフロジン配合錠
スージャヌ配合錠	シタグリプチン／イプラグリフロジン配合錠
トラディアンス配合錠	エンパグリフロジン／リナグリプチン配合錠

フットケア

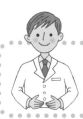

糖尿病は足トラブルにつながりやすいため、日頃から患者さんの足トラブルの早期発見とトラブルの予防、つまりフットケアが重要です。

足を見る

足は手とは異なり、意識しないと目に触れることがありません。そのため、足トラブルの発見は遅れがちです。特に、患者さんに糖尿病神経障害による知覚障害があったり、糖尿病網膜症による視力低下があったりすると、その発見はさらに遅れます。毎日、足を観察する習慣をつけることが重要です。足の観察ポイントを押さえておきましょう。

▼足の観察ポイント

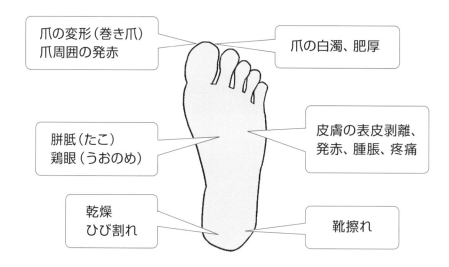

爪の変形（巻き爪）
爪周囲の発赤

爪の白濁、肥厚

胼胝（たこ）
鶏眼（うおのめ）

皮膚の表皮剥離、
発赤、腫脹、疼痛

乾燥
ひび割れ

靴擦れ

足の清潔を保つ

　毎日、足を洗い、清潔を保ちます。石けんをよく泡立てて、やさしく洗います。足の裏、指の間も丁寧に洗い、洗ったあとは、清潔なタオルで水分をしっかり拭き取ります。神経障害がある場合、皮膚が乾燥しやすいため、保湿を行います。

▼正しい足の洗い方

❶

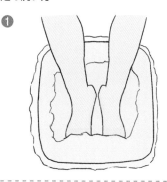

スポンジに石けんをつけて足全体をまんべんなく洗う。

❷

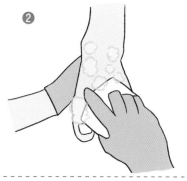

柔らかい素材のタオルなどで指の間を洗う。

❸

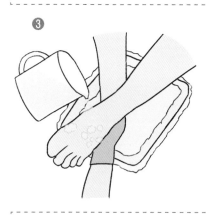

流水で石けんをよく洗い流す。

❹

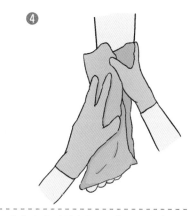

水分をよく拭き取る。指の間も忘れずに。

❺

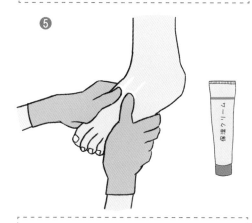

乾燥している場合は保湿クリームを塗る。

正しく爪を切る

　深爪をしたり爪の角を切りすぎると、爪の両側が皮膚に食い込んで炎症を起こしたり（陥入爪）、爪が筒状に巻いたりします（巻き爪）。爪は白い部分を1mm残してまっすぐに切り、爪やすりで先端を整えます。糖尿病患者さんの陥入爪の場合は、指の皮膚を外側に引っ張りテープで固定し、爪と皮膚の間にすき間を空けます。

▼正しい爪の切り方

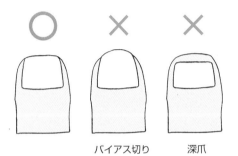

○	× バイアス切り	× 深爪

・深爪をしない（指先より短く切らない）

・まっすぐ切る

・一度に切らず、少しずつ切る

・爪切りでうまく切れない場合は、爪やすりを使う

▼陥入爪の場合の処置

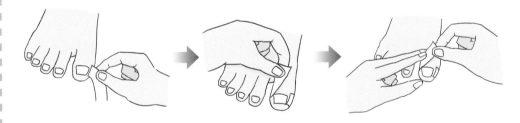

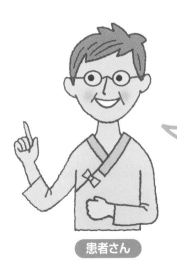

糖尿病は足のトラブルになりやすいそうです。トラブルの早期発見や予防が重要なのですね。

患者さん

足に合った靴を履く

　自分の足に靴が合わず、靴が小さすぎたり大きすぎたりすると、靴ずれや胼胝（たこ）ができたり、足が変形したりします。自分の足に合った靴を選ぶことが大切です。靴を買う際に足のサイズを測ってもらうこともできます。また、素足で靴を履かず、靴下を履いて足を守りましょう。足に傷ができて出血した場合に気づきやすい白い靴下がおすすめです。

▼靴選びのポイント

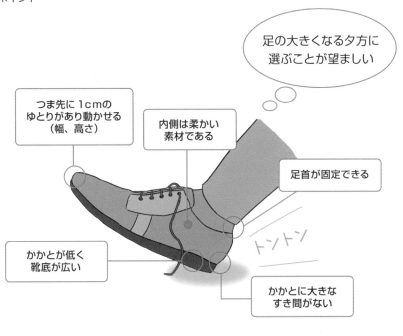

足の大きくなる夕方に
選ぶことが望ましい

つま先に1cmの
ゆとりがあり動かせる
（幅、高さ）

内側は柔かい
素材である

足首が固定できる

かかとが低く
靴底が広い

トントン

かかとに大きな
すき間がない

低温やけど

　40〜60℃の、気持ちよいと感じる程度の温度で起こるやけどを**低温やけど**といいます。糖尿病神経障害があると熱さを感じにくいため、低温やけどを起こしやすくなります。原因となるのは、湯たんぽや電気あんか、電気毛布、使い捨てカイロなどであり、下腿に多いです。低温やけどは通常のやけどより傷が深くなりやすく、治りにくいのが特徴といえます。

　こたつや電気カーペットなどの暖房器具やカイロを使用する際は、足に直接触れないようにします。電気毛布や電気あんか、湯たんぽなどは布団に入るまでは使用し、就寝時には外すように説明します。

低血糖

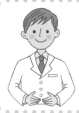

低血糖は、糖尿病の薬物療法を行っている患者さんに最も多く起こる急性合併症であり、緊急の対応が求められます。低血糖への対応の遅れは生命を脅かすことにもつながります。低血糖について理解し、適切に対処できるようにしましょう。また、低血糖の予防も大切です。

低血糖の症状

血糖値が70mg/dL以下を**低血糖**と呼びます。一般的に、血糖値が70mg/dL以下になると、エネルギー源であるブドウ糖が不足するため、身体は血糖値を上げようとしてアドレナリンやグルカゴン、コルチゾールといったホルモンを分泌します。このアドレナリンなどの分泌に伴って交感神経が刺激され、交感神経刺激症状が出現します。さらに血糖値が下がり、50mg/dL未満になると、脳などの中枢神経がエネルギー不足の状態になり、中枢神経刺激症状が出現します。ただし、症状には個人差があり、血糖値が70mg/dL以下になったからといって症状が出現するとは限りません。神経障害の進行した糖尿病患者さんや低血糖を繰り返す患者さんでは、低血糖症状を感じにくくなる無自覚性低血糖の場合もあります。

▼低血糖の症状

血糖値		
	70mg/dL	交感神経刺激症状 空腹感、頻脈、冷や汗、 手のふるえ、動悸など
	50mg/dL	中枢神経刺激症状 目のかすみ、めまい、頭痛、 集中力の低下、倦怠感など
	30mg/dL	意識消失、痙攣、昏睡

▼低血糖症状のはひふへほ

は：腹減った
ひ：冷や汗
ふ：ふるえ
へ：変にドキドキ
ほ：放っておくと昏睡

無自覚性低血糖：高度の低血糖を起こしたり、何度も低血糖を起こしたりすることによって、低血糖症状が出現する閾値が低下し、低血糖症状を感じなくなること。その場合、意識障害が先に起こることがある。

低血糖の原因

　低血糖の原因はさまざまですが、なぜ低血糖になったのか、その原因をきちんと見極めておくことが、その後の低血糖予防に役立ちます。

▼低血糖の主な原因

・インスリンや経口糖尿病治療薬の量が多かった。
・食事量が少なかった（特に主食が少ない）。
・食事時間が遅くなった。
・アルコールを多量に摂取した。
・インスリンの注射後、揉んでしまった。
・インスリンの注射の部位を変更した。
・運動量が多かった。
・授乳した。
・急激なインスリン抵抗性の改善があった（感染症の改善、ステロイド薬の減量や中止、分娩後、月経周期）。
・腎機能が低下した。

低血糖への対応

　低血糖を自覚する、もしくは血糖値を測定して70mg/dL以下だった場合、ブドウ糖10gを内服します。低血糖症状によって手がふるえてブドウ糖の袋や水のボトルが開けられない場合もあることをあらかじめ伝えておけば、患者さんも焦らず対応できるようになります。粉末のブドウ糖の場合、むせたり、口の中が甘くなって水が必要だったりします。粉末以外にゼリーやタブレットのタイプもあるため、情報を提供し、患者さんが摂取しやすいタイプを選択してもらいましょう。

　ブドウ糖が手元にないときは、砂糖（ショ糖）20gを摂取します。ただし、α-グルコシダーゼ阻害薬を内服している患者さんはショ糖では血糖の上昇が緩やかになるため、必ずブドウ糖を摂取するように指導します。

　低血糖によって意識レベルが低下している場合は、経口でのブドウ糖投与は誤嚥のリスクがあるため、静脈注射で投与します。家族が対処する場合は、あらかじめグルカゴン注射を指導しておきます。

シックデイ

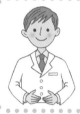

糖尿病患者さんが感染症による発熱や嘔吐などの症状によって食事がとれず、普段どおりの生活ができなくなると血糖コントロールは乱れます。場合によっては、糖尿病ケトアシドーシスのような生命に関わる状態にも陥ります。シックデイへの対応を理解し、適切に支援することが大切です。

シックデイ

　糖尿病患者さんが、感染症による発熱や嘔吐、下痢、食欲不振によって、食事ができないときのことを**シックデイ**（Sick Day：病気の日）と呼びます。

　シックデイでは、発熱や腹痛などの原因となっている感染症をきたしており、身体には炎症があ

り、ストレスや疼痛が伴います。そのため、交感神経系の亢進によってインスリン拮抗ホルモンが分泌され、インスリン抵抗性を増大させ、血糖が上昇します。

▼シックデイの病態

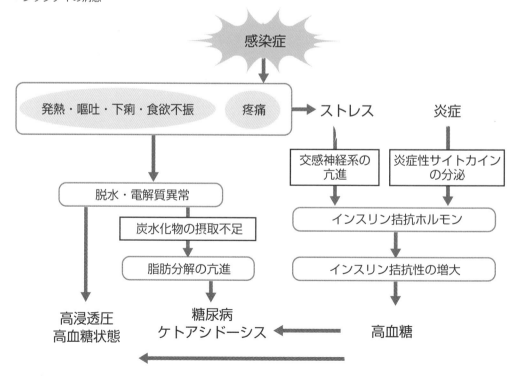

また、発熱、下痢、嘔吐、食欲不振は脱水や電解質異常を引き起こし、進行すると高血糖高浸透圧状態となり、対応が遅れると死に至ることもあります。さらに、動脈硬化がある患者さんでは、脱水を契機に脳梗塞や心筋梗塞を起こすこともあり、一方で、こうした誘因があると嘔吐や食欲不振があることから、糖質の摂取が不足します。

インスリンや経口血糖降下薬などで薬物治療を行っている患者さんでは、低血糖となることもあります。糖質摂取の低下は脂肪の分解を亢進させて、ケトン体が増加することによってケトーシスや糖尿病ケトアシドーシスを招きます（図参照）。このように、シックデイにおいては糖尿病の急性合併症に対する処置が必要となります。日頃から患者さんに対して、シックデイの予防とシックデイへの対応（**シックデイ・ルール**）について教育しておく必要があります。

シックデイへの対応（シックデイ・ルール）

●安静と保温

安静と保温に努めることによって、体力の消耗を防ぎ、回復を促進します。

●炭水化物の摂取

絶食はせず、食欲がなければうどんやおかゆなど、消化がよくて口当たりのいい炭水化物を摂取します。絶食をするとエネルギーであるブドウ糖が不足し、エネルギーの補給のために脂肪の分解が亢進し、その分解のゴミとしてケトン体が発生します。ケトン体が血液中にたまると酸性に傾き、ケトーシスとなり、治療が遅れると生命に関わります。

●十分な水分補強

脱水になっているため、十分な水分を補給します。水やお茶などを1日1.5〜2L程度摂取します。少なくとも1時間おきにはコップ1杯の水分を摂取します。電解質の補給も考慮し、味噌汁や野菜スープなども摂取します。冷たい牛乳や炭酸飲料は消化器症状を悪化させることもあるため、控えます。高血糖である場合は、糖分の多く含まれたスポーツドリンクや清涼飲料水、ジュースは避けます。糖尿病腎症の第4期以降や心不全などをもつ患者さんでは、浮腫に注意します。

●注射や内服薬の調整

・1型糖尿病の場合

インスリンの絶対的欠乏状態にある1型糖尿病の患者さんでは、インスリン注射の中止は糖尿病ケトアシドーシスや糖尿病性昏睡を引き起こし、生命の危険を生じさせます。そのため、基礎分泌にあたる持続型インスリンや中間型インスリンは継続します。追加分泌にあたる超速効型インスリンや速効型インスリンは、食事摂取量（炭水化物）や血糖値に合わせてインスリン量を調整します。

・2型糖尿病の場合

2型糖尿病の患者さんの場合でも、内因性のインスリン分泌低下が起きている患者さんには同様の対応をします。経口血糖降下薬やGLP-1受容体作動薬を使用している場合は、食事摂取量や薬の作用に応じて中止・減量します。

スルホニル尿素薬は作用が長時間持続するため、その時点で食事を摂取できても、時間が経過したあとに低血糖になることもあるので注意が必要です。ビグアナイド薬は脱水によって副作用である乳酸アシドーシスをきたしやすいため、中止します。α-グルコシダーゼ阻害薬も副作用に腹部膨満感などの消化器症状があり、消化器症状が悪化する可能性があるため、中止します。SGLT2阻害薬は尿の排泄量が増える薬であり、内服することで脱水が助長されるため、中止します。GLP-1受容体作動薬は消化器症状を悪化させることが考えられるため、食事摂取量が半分以下の場合は中止します。

●体調のチェック

　血糖値、体温、ケトン体などの体調をチェックします。シックデイでは、血糖値が不安定になりやすいため、血糖測定を通常より頻繁に行います。口渇や舌・皮膚の乾燥状況からも、脱水症状の程度を知ることができます。家族がいる場合には、患者さん本人の意識がしっかりしているかなども確認してもらいます。

●症状悪化時や増悪時の受診

　シックデイ・ルールに基づいて対応しても、症状が悪化したり、改善がみられない場合は、医療機関に連絡したうえで、受診します。

▼シックデイ・ルールのポイント

1. 安静と保温
2. 炭水化物の摂取
3. 十分な水分補給
4. 注射や内服薬
5. 体調のチェック
6. 症状悪化時や増悪時の受診

▼シックデイの追加インスリンの調整の目安

食事摂取量	インスリン量
100〜80%	通常量
85〜50%	2/3量
50%以下	1/2量〜中止
10%以下	中止

▼シックデイの経口血糖降下薬の調整の目安

経口血糖降下薬	シックデイに影響する作用	食事摂取量		
		100〜70%	60〜30%	20〜0%
スルホニル尿素薬	低血糖	通常量	半量	中止
速効型インスリン分泌促進薬	低血糖	通常量	半量	中止
ビグアナイド薬	乳酸アシドーシス	中止		中止
α-グルコシダーゼ阻害薬	消化器症状悪化	中止		中止
DPP-4阻害薬		通常量	中止	中止
チアゾリジン薬	体液貯留	通常量	中止	中止
SGLT2阻害薬	脱水・ケトーシス	中止		中止

▼医療機関への受診が必要な状態

・嘔吐・下痢が止まらない。
・38度以上の発熱が続く。
・腹痛が強い。
・24時間にわたって、食事が摂取できない。
・血糖値350mg/dL以上の状態が続く。
・尿中ケトン体が陽性である。
・意識の状態に変化がある。

セルフモニタリング

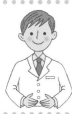

糖尿病は自覚症状が乏しいため、患者さんが自分の身体の状態を認識することは簡単ではありません。自分の身体の状態を知ったり、治療やセルフケアの効果を実感したりするためには**セルフモニタリング**が有効です。糖尿病患者さんが行うセルフモニタリングには血糖や血圧、体重などがあります。

自己血糖測定

自己血糖測定(SMBG*)は、患者さんが自分の糖尿病のコントロール状態を知る指標として利用できます。自己血糖測定は、食事や運動などによる血糖変動を知ることができることから、さまざまな意義があります。

▼自己血糖測定の意義

・食事や運動などによる血糖変動を知ることができる。
・血糖変動を知ることで高血糖・低血糖の予防ができ、生活の自由度を広げることができる。
・血糖変動を知ることで、内服薬やインスリン量の調整が容易となる。
・低血糖時の対処が適切にできる。
・治療やセルフケアの効果を感じることができる。

測定すること自体が目的ではなく、患者さんが測定した値をもとに家族と一緒に生活を振り返ることが大切なのです。

ベテランナース

* **SMBG** Self Monitoring of Blood Glucoseの略。

自己血糖測定の実際

患者さん自身による血糖測定の結果が治療に反映されるため、血糖値を正しく測定してもらう必要があります。正しい血糖測定の方法を患者さんに指導します。

❶手を洗う。
❷ボトルの使用期限を確認し、乾いた手でセンサーを取り出す。
❸センサーを測定器のセンサー挿入口に挿し込む。
❹指を消毒し、十分乾燥させてから穿刺する。
❺センサーの先端に十分な血液をつける。
❻5～10秒後、測定値が表示される。
❼イジェクターレバーを前に出してセンサーを外す。
❽針を外す。

● 測定回数・時間

血糖値のデータとしては、測定回数が多いほど、血糖パターンを正確に把握できます。そのため、食前、食後に測定することが望ましいですが、血糖値に関心をもつことや、1つのデータでも測定前の食事や運動などと関係させて血糖パターンを考えていくことが重要です。したがって、患者さんにはデータとしては測定できないときがあってもかまわないことを説明します。毎日が同じ生活パターンの場合は、食前、食後を適宜切り替えながら測定することもあります。寝る前に持続型インスリンを使用している場合は、朝食前の血糖値がインスリン量の調整に役立ちます。治療や患者さんの負担を考慮しながら効果的な回数を検討します。

▼測定パターンの例

- ・月曜が食前、火曜が食後、水曜が食前…
- ・月曜が朝食前後、火曜が昼食前後、水曜が夕食前後…
- ・低血糖が気になるときは、食前や寝る前
- ・高血糖が気になるときは、食後に

● 測定器具

医療者が使用する血糖測定器はPOCTですが、患者さん向けとしては自己検査グルコース測定器を用います。24時間の血糖値を把握するグルコースモニタシステムもあります。さまざまな機種があるので、各機器の特徴を確認しておくことが必要です。

● ノートの記載方法

血糖値を測定したら、自己管理ノートに測定値を記載します。測定結果を活用するためには、数値を記載するだけでなく、測定したタイミングや食事内容、運動の実施の有無、低血糖の有無、ブドウ糖の内服の有無など、血糖値に関連する事柄も記載する必要があります。血糖が高かったり低かったりしたところは、患者さんと共に食事や運動の内容を振り返り、今後に活かせるように指導します。

▼自己管理ノート

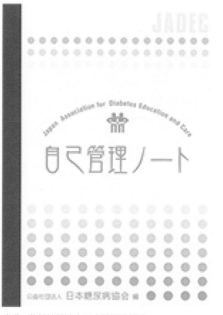

出典：公益社団法人日本糖尿病協会

▼血糖測定器の製品例

機種名（販売元）	測定原理	採血量（μL）	測定時間（秒）	測定メモリー（回）	重量（g）※は電池を含まない
アキュチェックコンパクトプラス（黒）（ロシュ・ダイアグノスティックス）	酸素比色法（GDH-PQQ）	1.5	5	500	147
アキュチェックコンフォート（ロシュ・ダイアグノスティックス）	酸素電極法（GDH-PQQ）	4	26	100	87
アキュチェックアビバ（ロシュ・ダイアグノスティックス）	酸素電極法（GDH-PQQ）	0.6	5	500	60
アセンシアブリオ（バイエル薬品）	酸素電極法（GOD）	3	10	10	64
ブリーズ2（バイエル薬品）	酸素電極法（GOD）	1	5	420	105
グルコカードG＋メーター（アークレイ）	酸素電極法（GDH-FAD）	0.6	5.5	450	50
グルコカードマイダイア（アークレイ）	酸素電極法（GOD）	2	15	250	55
グルテスト Neoスーパー（三和化学研究所）	酸素電極法（GDH-FAD）	0.6	5.5	450	50
グルテストエブリ（三和化学研究所）	酸素電極法（GOD）	2	15	250	55
プレシジョンエクシード（アボットジャパン）	酸素電極法（GDH-NAD）	0.6	5	450	42
メディセーフミニ（テルモ）	酸素比色法（GOD）	1.2	10	150	45
メディセーフボイス（テルモ）	酸素比色法（GOD）	1.2	18	150	95
メディセーフフィット（テルモ）	酸素比色法（GOD）	0.8	9	500	50
フリースタイルフラッシュ（ニプロ）	酸素電極法（GDH-PQQ）	0.3	7	250	39
フリースタイルフリーダム（ニプロ）	酸素電極法（GDH-PQQ）	0.3	5	250	40
ケアファスト（ニプロ）	酸素電極法（GOD）	0.5	5	250	48
ワンタッチウルトラ（ジョンソン・エンド・ジョンソン）	酸素電極法（GOD）	1	5	150	43
ワンタッチウルトラビュー（ジョンソン・エンド・ジョンソン）	酸素電極法（GOD）	1	5	600	90

▼自己管理ノートの記載例

名前　山田 花子　　　　　　　　　2019年11月

インスリン：　朝　　　昼　　　夕　　　眠前

	朝前	後	昼前	後	夜前	後	眠前	食事・運動・体重など
1	78					189		ケーキ1個
2		126						間食したときは食べた物を記載
3	ブドウ糖を内服したことを記載			143				
④			62⑦	158				飲み会
5	187							飲み会や結婚式など普段と異なる食事をしたときに記載
6	スポーツジムなど定期的に運動する場合に印をつける							
⑦				106				
8			117				182	鎌倉
9		131		普段の血糖値と大きく差があるときは考えられることを記載				
10	89						302	カレーライス

●保険適応

　自己血糖測定の自己検査グルコース測定器やグルコースモニタシステムは、自己注射を実施している患者さんの場合は保険適応になっています。グルコースモニタシステムのフリースタイルリブレ（アボットジャパン製）は、身体に装着したセンサーに読み取り装置（リーダー）をかざすだけで、血糖値がわかるうえに血糖パターンも知ることができます。ただし、間質液中のグルコースを測定しているため、約5分のタイムラグがあります。そのため、低血糖の際は注意が必要です。1回の装着で14日間の血糖値が測定できます。

▼フリースタイルリブレ

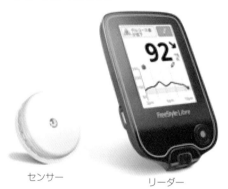

センサー　　　　　　リーダー

✚ 自己血圧測定（家庭血圧）

　糖尿病の患者さんは糖尿病でない人と比較して高血圧になりやすく、糖尿病の合併症の発症、進行予防のためには血圧コントロールが重要です。血圧は心理的要因でも変動するため、診察室で血圧を測定すると高めになる、いわゆる**白衣高血圧**の現象もみられます。そのため、自宅で自分で血圧を測定することが推奨されています。2014年の「高血圧治療ガイドライン」（日本高血圧学会）では「診察室血圧と家庭血圧の間に診断の差がある場合、家庭血圧による診断を優先する」ことが示されました。血圧は季節変動もあるため、継続した測定が必要です。

自己血圧測定の実際

　自分で行った血圧測定の結果が治療に反映されるため、正しく血圧を測定することが必要です。血圧計は、指先などで測るより、上腕で測るタイプをおすすめします。

❶座った姿勢で、マンシェットを巻き付けた腕や手首などが心臓の高さにくるようにします。
❷深呼吸をして緊張をほぐします。1～2分安静にしてから測定を開始します。

●測定回数・時間

　血圧は日内変動があるため、起床時と寝る前の2回測定することが望ましいですが、日常生活を送りながら血圧を測定することが難しい場合は、まずは1回測定するなど、患者さんの生活パターンに合わせて少ない回数から始めます。可能な限り同じ時間帯に測定します。朝の場合は起床後1時間以内で、排尿後、朝食や薬の服用の前に測定します。寝る前でしたら、夕食や入浴の直後は避けましょう。

●ノートの記載方法

　血圧を測定したら、血圧ノートに測定値を記載します。備考欄には血圧に影響する気温を記載することもお勧めです。血圧が高かった場合は、食事の塩分量が多くなかったか振り返り、糖尿病腎症が進行した患者さんの場合は、体重や浮腫も一緒にモニタリングします。

患者さんがモニタリングした値だけでなく、病院で行った検査結果をもとに患者さんの生活を一緒に振り返ることが、患者さんの身体を理解することにつながります。

ベテランナース

その他のセルフモニタリング

　糖尿病の患者さんが自分の身体の状態を理解するためには、血糖値や血圧のほかに、体重や尿糖、ケトン体、浮腫、脈拍などをセルフモニタリングする方法があります。

▼セルフモニタリング

	体重	尿糖	ケトン体	浮腫
意義	食べすぎなどの指標になる。	痛みを伴わず、手軽に血糖値の把握ができる。	代謝障害の状態が把握できる。試験紙を用いると痛みは伴わない。	糖尿病腎症の腎不全や心不全の溢水状態の指標になる。
注意点	摂取エネルギーが過剰な場合は体重は増加するが、高血糖になった場合は体重が減少することがある。溢水があると体重は増加する。	腎臓の糖排泄閾値は170mg/dLであるため、それ以下の血糖値では尿糖は陰性となる。SGLT2阻害薬を内服している場合、尿糖は陽性となる。	ケトン体が陽性である場合は、早急な対応が必要である。	通常は両側下肢にみられるが、片側の場合は静脈血栓などを疑う。
方法	決まった時間に測定することが望ましい。	測定したい時間の30分前に排尿を済ませ、そののちに膀胱にたまった尿を検査する。尿中に試験紙を浸したのちすぐに引き上げ、一定時間（試験紙によって異なる）放置し、比色表と照らし合わせて判定する。	試験紙を用いる場合は、尿中に試験紙を浸したのちすぐに引き上げ、一定時間（試験紙によって異なる）放置し、比色表と照らし合わせて判定する。血糖測定器の中には血液中のケトンを測定できるものもある。	浮腫だけでなく、体重も併せてモニタリングすることで有効性が高まる。

92

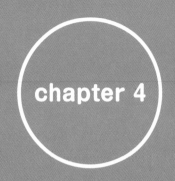

chapter 4

糖尿病患者の看護

....

同じ糖尿病でも、糖尿病のタイプや合併症によって

看護のポイントは異なります。

それぞれの特徴を理解したうえで、

患者さんの身体的、心理的、社会的側面から情報収集をし、

アセスメントして適切な看護につなげましょう。

糖尿病患者の看護に必要な情報

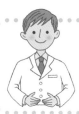 糖尿病は、慢性的な高血糖状態が続くことによって細小血管症や大血管症が発症し、生活に支障をきたすうえに、認知症やサルコペニアなどのリスクも高まり、QOLに影響を及ぼします。

 ## 糖尿病看護の視点

糖尿病患者さんは、合併症の発症や進行の予防のために、社会的な役割を遂行しながら生活の中で食事や運動、薬物療法といったセルフケアを継続していかなければならず、心理的負担もあります。そのため、身体的、心理的、社会的な視点から糖尿病患者さんへの影響をアセスメントし、患者さんを看護していくことが大切です。

▼糖尿病看護の視点

視点	情報	根拠
身体的視点	病態	1型糖尿病ではインスリン治療が不可欠である。
	治療と血糖コントロールの状態	治療内容によって注意点が異なる。著明な高血糖であれば緊迫度は高く、治療の変更や入院なども検討する。
	合併症の程度と症状の有無	合併症の有無によって食事や運動などの治療が異なる。症状があれば、生活の中で注意することも増える。
	その他の疾患や治療による影響	その他の疾患の治療によって食事に制限があったり、ステロイドなどの治療で血糖値に影響が出たりする場合がある。
	ADLと認知機能	ADLや認知機能の低下があれば、血糖コントロール目標が変わる。また、注意点も増える。
心理的視点	病気や治療の受け入れ	受け入れができていない状態では教育は難しい。
	疾患の理解	セルフケアの実施のためには疾患の理解が必要である。
	高血糖や低血糖への思い	低血糖への恐怖から高血糖にすることもある。
	セルフケアへの思い	セルフケアより家族が優先など価値観によってセルフケアへの意欲が異なる。
社会的視点	発達段階と発達課題	発達段階によって特徴が異なり、注意点が異なる。
	社会的役割	社会的役割によってセルフケアや注意点が異なる。
	生活パターン	夜勤などの生活パターンによって注意点が異なる。
	ライフイベント	ライフイベント時の対応が必要である。
	経済状況	セルフケアを継続できるかどうかが左右される。

1型糖尿病をもつ患者の看護

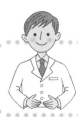

1型糖尿病は突然発症し、インスリン注射のある生活を余儀なくされます。そのため、1型糖尿病であることを受け入れることが必要になります。

1型糖尿病の特徴

1型糖尿病は、生活習慣に関係なく、その多くが突然発症するため、患者さんは糖尿病になるとは思っておらず、発症したときは身に覚えがなく、そのうえ、インスリンの絶対的欠乏が原因であるためインスリン注射が必要不可欠な状態であり、1型糖尿病の受け入れは容易ではありません。

1型糖尿病をもつ患者への心理的支援

1型糖尿病をもつ患者さんへの心理的支援について、以下に示します。

突然、糖尿病といわれてもその受け入れはなかなかできません。インスリンの欠乏という身体的な喪失感だけでなく、自分の将来像が揺らぎ、希望がもてないという喪失感をもつことがあるかもしれません。特に1型糖尿病は比較的若い年齢で発症することが多く、一生、1型糖尿病と付き合っていかなければならないため、自分のライフイベントや人生に大きく影響します。患者さんの話を聴く時間を設け、そのような思いを患者さんがもっていることを理解することが必要です。1型糖尿病の発症時はケトアシドーシスやアシドーシスになっていることが多く、倦怠感が強い場合があるため、患者さんの身体状況を確認することが必要です。患者会を紹介し、患者さん同士の交流を活用します。

▼1型糖尿病発症に伴う患者さんの「喪失」

喪失の対象	具体的な内容
身体的喪失	心身の健康
愛情・依存の喪失	家族構成員、ペット
住み慣れた環境や故郷の喪失	慣れ親しんだ生活環境、家族・職場・地域社会とのつながり
地位や役割の喪失	家族・職場・地域社会での地位や役割、経済的自立
自己所有物の喪失	生活環境、ライフスタイル、確かな生活、確かな未来、自己コントロール感、自己の価値観
アイデンティティの喪失	自己の誇りや理想、生きる目的や希望、生きがい

インスリン治療

　生きていくうえでインスリンの補充ができていれば、基本的には食事療法や運動療法は必須ではありません。しかし、食事や運動は血糖値に大きく影響するため、食事や運動といった生活に関して考えていかなければなりません。自分の生活にインスリン注射を組み込んでいくことがポイントになります。生活の中の何が血糖値に影響を与えているのか、患者さんと共に考えていきます。

　より良好な血糖コントロールを得るためには、できるだけ健康な人のインスリン分泌動態に近い方法でインスリンを補充することとされています（P.68の注射療法の図を参照）。食事をしていないときにもインスリンが分泌されている状態として、持続型インスリンや中間型インスリンを補い、食事による血糖上昇時にインスリンが分泌される状態として、超速効型インスリンや速効型インスリンを補います。

　また、間食によって血糖上昇が考えられる場合も炭水化物の量などをもとに追加して超速効型インスリンや速効型インスリンを注射します。炭水化物の量をもとにインスリン量を計算するカーボカウント（後述）を行うことも、血糖コントロールには有用です。

▼生活の中で血糖値に影響を与える要因

要因	具体的な内容
食事	食事時間、食事量と内容（炭水化物や脂質の割合、食物繊維）、間食の有無、アルコールの摂取状況、低血糖時の補食内容と量など。
活動	生活習慣、運動習慣（内容、実施時間）、睡眠状態、通勤スタイル、仕事内容、家事などの日常生活での活動と時間、入浴時間など。
ライフイベント	旅行、冠婚葬祭、試験など。

カーボカウント

炭水化物（糖質）、蛋白質、脂質の三大栄養素の中で最も血糖値を上昇させるのは炭水化物です。その炭水化物（Carbohydrate）に注目し、食事中の炭水化物の量をカウントし、インスリンの量を調整する方法を**カーボカウント**といいます。

炭水化物10gを1カーボとして、食べる食材にどれくらいのカーボが含まれるか計算し、インスリン量を調整します。カーボカウントの対象とする食材は、いも、かぼちゃ、砂糖、小麦粉などです。肉や魚はカウントしません。インスリン／カーボ比を用いて食事前の超速効型インスリンの量を決定します。食後の血糖値の補正はインスリン効果値を用います。インスリン／カーボ比やインスリン効果値は目安であり、個々の患者さんによって異なります。

▼インスリン／カーボ比とインスリン効果値

インスリン／カーボ比	1カーボの炭水化物に対して必要な超速効型インスリンの量のこと。 50ルール： 　＜1日の総インスリン量＞÷50＝インスリン／カーボ比
インスリン効果値 （補正インスリン）	1単位の超速効型インスリンで低下する血糖値のこと。 1800ルール： 　1800÷＜1日の総インスリン量＞＝インスリン効果値

1型糖尿病患者さんはインスリン注射をしなくていい時期がある？

1型糖尿病は、膵臓のβ細胞の破壊によってインスリンの絶対的欠乏となるため、インスリン注射が欠かせません。しかし、患者さんによっては、糖毒性が解除され、残ったインスリンによってインスリン注射をしなくても血糖コントロールが可能になる時期があります。この時期を**ハネムーン期**といいます。

糖尿病と診断された患者の看護

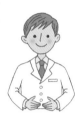

糖尿病と診断される状況は、健康診断の結果で糖尿病とされる場合や、他の疾患の検査の際に高血糖を指摘される場合、糖尿病の合併症が進行して症状が出現し受診する場合などさまざまです。その状況によって患者さんの気持ちもさまざまですが、このような患者さんの気持ちを理解したうえで、患者さんが治療やセルフケアに前向きに取り組めるよう支援していく必要があります。

糖尿病と診断されたときの心理

糖尿病と診断される状況は患者さんによってさまざまですが、糖尿病はほとんど自覚症状がないため、患者さんにとっては身に覚えのない状況で、糖尿病であることの認識をもちにくいことが特徴といえます。また、糖尿病の合併症の進行に伴う症状の出現によって受診し、糖尿病と診断さ

れる場合は、患者さんにとってショックな出来事と考えられ、後悔する発言が聞かれることもあります。他の疾患の診断時に発見される場合は、その疾患と糖尿病の2つを同時に抱えることになるため、混乱や不安があります。

▼糖尿病と診断されたときの心理

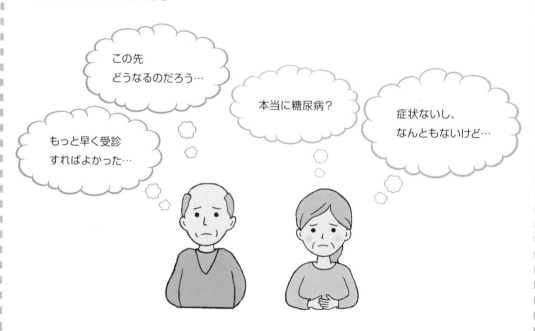

糖尿病と診断された患者の看護

糖尿病のセルフケアは患者さんが主体となって実施していくものです。そのため、患者さんが糖尿病の受け入れができていない状態では、治療やセルフケアの必要性を理解していなかったり、前向きになれなかったりします。患者さんが糖尿病や治療に対してどのように思っているのか、糖尿病や治療を受け入れることができているのかなど、患者さんの思いを聴く必要があります。糖尿病と診断された時点では糖尿病であることを受け入れられたとしても、糖尿病の合併症の発症時、新たな治療の開始時には、その受け入れができず、治療やセルフケアへの意欲が低下することもあるので、適宜、患者さんの思いを聴くことが大切です。

糖尿病ということを身体的な障害と捉え、糖尿病の診断を"喪失"と考えると、ナンシー・コーンの障害受容モデルを参考にすると理解しやすいです。

▼ナンシー・コーンの障害受容モデル

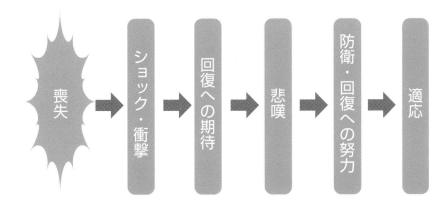

喪失 → ショック・衝撃 → 回復への期待 → 悲嘆 → 防衛・回復への努力 → 適応

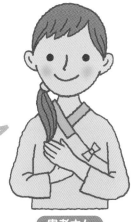

治療やセルフケアに前向きに取り組むことが大切なのですね。

患者さん

▼障害を喪失と捉えた場合の心理的な回復プロセス

プロセス	状態	看護
ショック・衝撃	障害の事実を知った直後に、何かとんでもないことが自分に起こったと、衝撃を受ける。しかし、自分の身体に明らかな形態の欠損などがないため、障害の重大さについての自覚がまったくなく、一般的疾病と同じように医師に頼ってある時期を過ぎれば元のようになるだろうと漠然と思っている。	そばに付き添い、共感し、温かい誠実な思いやりのある態度でそっと見守る。患者の話よく聴き、感情表出を促す。
回復への期待	障害をもつようになったことを認める最も初期の段階。まだその障害が永続するものとは考えられず、回復への期待が強い。わずかな回復の徴候も逃さず過大評価して一喜一憂したり、機器を外してみたりなどして期待と現実の間で否認、逃避、また不安や焦燥を経験する。患者の期待は、なお完治であり、回復への望みを捨てきれず障害と共に生き抜こうという意欲は湧いてない。	
悲嘆	障害をもつようになったことは、否定しようのない事実として、その重大さを認めざるを得なくなる。人生設計・希望が阻害され、衝撃を受け、混乱をきたす。無力感、深い悲しみなどにおそわれ、無気力、自棄的傾向が強まる。	存分に嘆き、悲しませること(grief work:悲嘆作業)が大切な援助である。この時期に十分悲しんだ人はこのあとのプロセスが円滑に進む。
防衛・回復への努力	障害の重大さに圧倒され、ときに抑うつ、逃避、退行などの心理的防衛反応を起こすが、自分をダメにしているのは、障害をもったことよりも自分自身の強さや意欲のなさであることに気づき始める。障害は存在するが、希望や努力のすべてを阻むものではなく、克服していけるものであると自覚でき、回復・適応への努力が行われる。障害の重大さ、永続性を自覚するときでもあり、ときにそれらに圧倒され、再び心理的防衛反応を起こしやすい。	時に温かくそっと見守り、ときに現実認識を確実にし、励ましたり、支えたり、保証したりする。情報提供や指導などによって積極的に障害の受容へと向かえるように援助する。
適応	患者自身が障害や医療機器などとの共存を強いられる疾患や損傷の存在を認め、自己の能力の限界を現実として認識し、積極的に生き抜く態度をもつ。	

インスリン導入時の看護

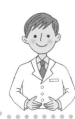

インスリンの製剤やデバイスの進歩によって、インスリンを導入する患者さんが増加しています。これまでの生活を続けながら自分自身で注射を行っていくことは、患者さんにとって簡単なことではありません。また、インスリンに対して抵抗感を示す患者さんも多いです。患者さんが納得して注射を続けられるよう支援していきます。

インスリン導入時の心理

糖尿病患者さんにとってインスリンは「最後の手段」というイメージがあり、インスリン導入となった場合、患者さんによってはショックや不安を感じます。また、針に対して恐怖心をもつ患者さんもいます。注射の手技の説明の前に、患者さんがインスリン注射に対してどのように思っているのか、患者さんの思いを聴く機会を設定します。できるだけ患者さん自身の言葉で、自分の思いや考えを話してもらい、患者さんの思いや考えに理解を示しましょう。

▼糖尿病患者さんにとってのインスリン

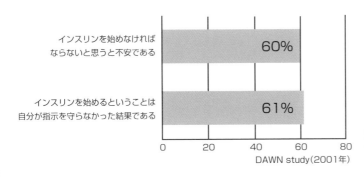

インスリンを始めなければならないと思うと不安である　60%

インスリンを始めるということは自分が指示を守らなかった結果である　61%

対象：インスリンを導入していない2型糖尿病患者さん289名

DAWN study(2001年)

▼糖尿病患者がもつインスリンのイメージ

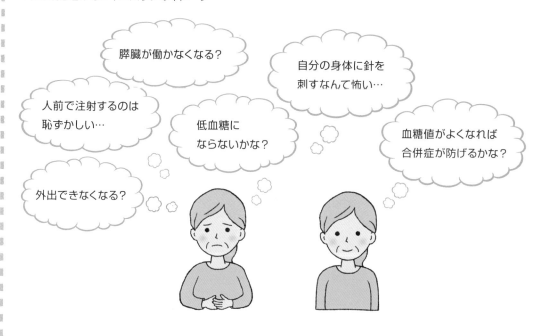

膵臓が働かなくなる？

自分の身体に針を
刺すなんて怖い…

人前で注射するのは
恥ずかしい…

低血糖に
ならないかな？

血糖値がよくなれば
合併症が防げるかな？

外出できなくなる？

インスリン導入時の看護

　1型糖尿病の患者さんなどインスリン分泌が低下している患者さんではインスリン導入が不可欠なため、インスリン分泌状態を事前に確認しておく必要があります。また、注射の方法を誤ると正しい量のインスリンが投与されず、思わぬ高血糖や低血糖を招きます。さらに、過剰な量のインスリンを投与することによって低血糖となり昏睡に至ります。そのため、インスリン導入時にはインスリン治療の受け入れ状況と共に、患者さんが自分で注射できる状態なのかアセスメントすることが必要です。

　インスリンのデバイスは改良され、使いやすいものになってきていますが、糖尿病の合併症、加齢による握力の低下や巧緻性の低下などによって、うまく注射できないことも考えられます。自分で注射することが難しくても家族のサポートがあれば注射できる場合もあるため、サポート体制も確認します。

▼インスリン導入時のアセスメント項目

・糖尿病の病態とインスリンの分泌能
・インスリン治療の心理的な受け入れ状況
・身体機能（視力、握力、麻痺、しびれ、聴力など）
・生活状況（食事時間や活動は規則的か、外出先で注射できるのか、車を運転するのかなど）
・理解力、認知能力
・サポート体制（家族、協力者の不在時間など）

●インスリンポンプ

　血糖コントロールが不安定な患者さんの場合、より細かくインスリン量を調整するために**インスリンポンプ**による**持続皮下注射**（Continuous Subcutaneous Insulin Infusion：**CSII**）を行うことがあります。通常は、超速効型インスリンを用います。注射ごとに針を刺す必要はないですが、3日に1回カニューレを交換します。CSIIに加えて患者さんがリアルタイムで血糖の変化を見ることができる機能もついたSensor Augmented Pump（**SAP**：通称、サップ）があります。血糖の上昇・下降がわかり、低血糖・高血糖でのアラーム機能がついています。SAPの場合、従来の注入カニューレほかにもう1か所、CGMのセンサーを挿入する必要があります。また、保険点数が高いため、経済面の負担は大きくなります。

▼インスリンポンプ

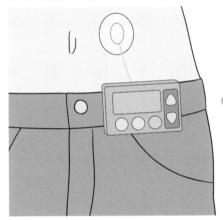

インスリンの量をより細かく調整する。

患者さんが納得して注射を続けられるよう支援しましょう。

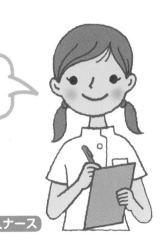

新人ナース

神経障害をもつ患者の看護

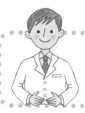

神経障害があると、足のしびれや冷感で不眠になったり、起立性低血圧により思わぬところで転んだり、と生活に影響を及ぼします。

神経障害の観察

神経障害の観察について、以下に示します。

●多発性神経障害の観察

しびれや疼痛、冷感、こむらがえりなどの感覚障害の症状を確認します。患者さんは「足の裏に紙が貼り付いているみたい」「砂利の上を歩いているようだ」と表現することがあります。しびれや冷感によって不眠や抑うつ状態になっていないか、なども観察します。

振動覚検査やアキレス腱反射などの検査結果を確認したうえで、知覚鈍麻がある場合は足の状態を注意深く観察します。自律神経障害によって発汗異常があり、汗をかきにくく、皮膚が乾燥しやすいため、踵部の亀裂も起きやすくなっています。

●自律神経障害の観察

起立時のめまいやふらつきなどの起立性低血圧の症状を確認します。転倒歴の有無も聴き取りします。低血糖を繰り返す患者さんでは低血糖の症状である動悸などを感じにくく、無自覚性低血糖を起こすことが多いため、自己血糖測定を行っている場合は低血糖が多くないかを確認します。低血糖がある場合は、対処が適切にできているかも確認します。

また、神経障害が重症化している患者さんや糖尿病の罹病期間が長い患者さんは、心筋梗塞を起こしたときでも胸痛などの痛みを感じにくく、自覚症状がなかったり、胸部の違和感などの軽い症状であったりするため、心電図を確認します。便通異常によって便秘や下痢などをきたすため、排便の回数や便の状態、腹部膨満感などを確認します。

胃無力症がある場合は、胃内容の排泄の遅延によって心窩部の膨満感や嘔気、嘔吐などがみられます。神経因性膀胱では尿意の自覚がなかったり、頻尿や尿失禁があります。

神経障害をもつ患者の看護

神経障害をもつ患者さんの看護について、以下に示します。

●心理的支援

神経障害の症状によって生活に影響が及び、心理的苦痛が出現するため、症状コントロールと共に心理的支援が必要です。薬物療法を開始しても、すぐには効果が現れないことも多いため、血糖コントロールを続けていくことの必要性について説明し、継続的に患者さんと関わります。足の観察や足浴などフットケアによるタッチングを通して、患者さんの話を聴いたり、時間を共有したりすることも大切です。

便通異常や神経因性膀胱などの症状の出現によって、トイレが気になって外出を控えることもあるため、気がかりへの共感を示します。また、男性の場合、勃起障害によって喪失感をもったり、うつ状態になることもあるため、つらさへの共感を示します。

単一性神経障害によって外眼筋麻痺がある場合、自然に治ることが多いのですが、ボディイメージの変容をきたすことがあるため、共感的に関わります。

●多発性神経障害がある場合

しびれや疼痛に対する薬物療法について医師と相談しながら、確実に内服できるよう調整していきます。しびれや知覚鈍麻によって細かい作業ができなくなることもあるため、薬剤をヒートから取り出せるか、水のペットボトルの蓋を開けることができるか、などを確認しましょう。

足トラブルの予防にはフットケアが欠かせないため、足の観察や足の洗い方など具体的な方法を指導します。夏期は素足で砂浜を歩かないこと、冬期は電気毛布やカイロの使い方について説明しておきましょう。

●自律神経障害がある場合

起立性低血圧がある場合は、急激な血圧低下を予防する方法として、急に立ち上げらないことや弾性ストッキングを着用することを説明します。無自覚性低血糖がある場合は、医師と相談し、血糖コントロールの目標を高めに設定して薬剤を調整します。ブドウ糖と糖尿病手帳、糖尿病カードなど低血糖時の備えが必要であることを説明します。自己血糖測定を行い、わずかな症状から血糖値を予測できるようトレーニングすることも有用です。起立性低血圧や低血糖で倒れたりすることで職場などに迷惑をかけたくないという思いをもつ患者さんには、共感を示したうえで、職場に疾患のことを伝えている場合は、症状についてあらかじめ伝えておくように指導します。

心筋梗塞の際、無症候性である場合があるため、胸痛などの症状を感じにくいこと、胸部の違和感があれば医療者に伝えることを指導しておきます。下痢や便秘に関しては薬物療法で対処していくことが多いですが、症状によっては外出や仕事などへの影響が出るため、内服のタイミングも患者さんと相談しながら調整していきます。

神経因性膀胱では、一定時間ごとに排尿を試みて、排尿時に下腹部を圧迫しながら排尿を促すといった排尿訓練を行います。排尿がない場合は、自分で尿道カテーテルを挿入するという自己導尿を行う必要があるため、その方法について指導します。オムツを着用することもありますが、自尊心の低下を招きやすいため、心理面への配慮が必要です。

勃起障害では、泌尿器科医と連携していきます。陰茎の血管を拡張して海綿体内の血液量を増加させ、勃起を促す勃起機能改善薬を用います。全身の血管も拡張することで血圧の低下などがみられるため、狭心症や心筋梗塞の治療を行っている場合は注意が必要です。

胃無力症に対しては消化管運動調整薬で症状のコントロールを行いますが、消化のよい食事を勧めたり、脂肪や食物繊維の多い食品を控えたりするよう説明します。皮膚の乾燥によって亀裂が生じ、感染症のリスクが高まるため、皮膚の清潔を保持すると共に保湿を促します。

糖尿病腎症をもつ患者の看護

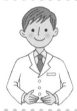

糖尿病腎症の症状は乏しく、自覚症状がみられたときには進行している場合が多いため、身体的な影響だけでなく、患者さんへの心理・社会的な影響も大きく、さまざまです。そのうえ、治療方法が変更されることによる心理的負担もあります。そのため、看護師の果たす役割は大きいといえます。

糖尿病腎症の観察

糖尿病腎症の症状や検査結果を確認し、糖尿病腎症の何期なのか確認します。また、糖尿病腎症をどのように考えているか、確認します。症状が乏しいため、糖尿病腎症だという認識をもてないことがあります。患者さん本人が糖尿病腎症であることを認識できていない場合は、医師と連携をとりながら関わっていく必要があります。

▼透析予防診療チームにおける看護師の役割

1. チーム内の連携・調整
2. 病気と生活行動の関連性についての説明
3. その人の生活に合った具体的療養行動を提示し、実施可能な療養行動を一緒に考えること
4. セルフモニタリングの指導
5. 症状管理の指導
6. 病期の進行により、求められる療養行動が変わることへの戸惑いに対する気遣い

出典：日本糖尿病教育・看護学会 特別委員会 糖尿病透析予防指導管理料ワーキンググループ「平成24年度診療報酬新規評価 糖尿病透析予防指導管理料－チーム医療における看護の役割－」より抜粋

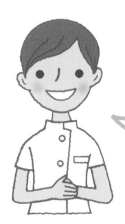

糖尿病腎症は早期の段階では症状がほとんどないため、糖尿病腎症に対しての認識をもつことがセルフケアの実施にあたってのポイントになります。

先輩ナース

糖尿病腎症をもつ患者の看護

糖尿病腎症をもつ患者さんの看護について、以下に示します。

●心理的支援

糖尿病腎症第2期までは、治療は糖尿病の治療方法に沿ったものになります。治療方法が変更になっていく糖尿病腎症第3期においては、食事療法では、蛋白質と塩分の制限が始まり、蛋白質の制限に伴って糖質と脂質の割合が増えます。

運動療法では、過激な運動は控えることになります。このような治療は、それまで糖尿病のセルフケアを実施してきた患者さんにとっては戸惑い

や混乱のもとになることが予測されます。戸惑いや混乱に対して、治療方法の変更の理由をきちんと説明します。また、これまでのセルフケアに対して後悔や自責の念をもつこともあります。これまでの努力を認め、自分を肯定的に捉えられるように支援します。適切なセルフケアを実施することが透析までの期間を延ばすことにつながるため、看護師として支援していくことを伝えます。

▼腎臓の機能と身体的変化

腎臓の機能	身体的変化	
	検査データ	症状
①老廃物の排泄	BUN・Cr・尿酸・無機リンなどの上昇 尿蛋白の出現	尿毒症の症状 （搔痒感、嘔気、食欲低下など）
②水分の調節	胸部X線（CTR） 尿量低下	浮腫 呼吸困難
③血圧の調節	血圧上昇	
④電解質・酸塩基平衡の調節	Na・K・Cl異常 心電図（不整脈） 重炭酸イオン	足がつる 倦怠感 皮膚の乾燥
⑤ビタミンDの活性化による 腸管でのカルシウムの吸収促進	無機リン Ca低下	骨折しやすい
⑥エリスロポエチンの分泌による 赤血球の産生	Hb低下	貧血症状 （ふらつき、動悸、倦怠感）

●生活の再構築のための支援

浮腫や息切れなどの症状が出現することによって生活に支障をきたし、場合によってはこれまでの就業が困難になり、就業に関しての検討が必要になるなど社会的影響もあります。また、治療や

検査の追加によって経済的負担が増えます。特に腎性貧血に対するエリスロポエチン製剤の投与は高額になります。患者さんの状況を確認し、社会資源を活用することも必要です。

▼糖尿病腎症の身体的特徴および治療と社会的影響

	身体的特徴および治療		社会的影響

症状	浮腫、息切れ、嘔気、掻痒感など		就業が困難、就業状況の変更を検討
			  ➡収入の減少
			生活に支障
			  ➡生活スタイルの変更

治療	インスリン治療への変更 内服薬の増量・追加 検査項目の追加 受診回数の増加		経済的負担が増加

	食事療法：塩分制限、蛋白制限、カリウム制限が開始
	  ➡食事療法の複雑化
			接待や宴会への参加制限や自粛
			  ➡仕事や出世に影響
			治療用特殊食品や宅配食の活用
			  ➡経済的負担が増加

	運動療法：制限あり 妊娠の制限		就業状況の変更を検討 余暇の過ごし方の変化 結婚や結婚生活の妨げ

●セルフケアを支えるための支援

　腎機能悪化の要因を避けるようにすること、つまり腎臓をいたわるためのセルフケアが必要です。患者さんの生活に合わせたセルフケアの方法を一緒に考えていきます。血糖や血圧、体重などのモニタリングデータ、クレアチニンやeGFR、BUNなどの検査結果、浮腫や倦怠感などの身体的変化を、食事や運動などの生活状況を照らし合わせて、セルフケアの方法を一緒に考えていきます。腎機能の低下によって薬物の作用遅延が起こり、低血糖をきたしやすくなります。

　また、鎮痛剤や抗生物質は腎機能を悪化させることがあるため、疼痛が出現する可能性のある疾患をもっていないか確認し、かかりつけでないクリニックなどを受診する際は必ず、検査データを提示するなど腎機能低下があることがわかるようにすることを説明しておきます。

　脱水も腎機能低下を助長させるため、水分補給が必要ですが、塩分制限が不十分であると浮腫の増強につながるため、注意が必要です。腎機能の悪化時の症状と受診の必要性についても説明しておきましょう。感染予防も重要です。うがいや手洗いなどの感染予防行動に加えて、インフルエンザなどのワクチン接種も勧めます。医師や栄養士など多職種と連携し、目標設定を共有することが大切です。

▼腎機能悪化の要因

血糖コントロール不良、過剰な運動負荷や疲労、蛋白質や塩分の過剰な摂取、感染症、脱水、喫煙、腎毒性薬剤の使用（抗生物質、解熱薬、鎮痛薬、造影剤）

療法選択時の患者の看護
（透析導入の検討）

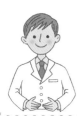
「透析だけはなりたくない」と思いながら糖尿病のセルフケアに取り組んでいる患者さんは多いです。そのような状況の中で透析導入を検討しなければならない段階になる患者さんの心理的負担は大きく、人生の選択といっても過言ではないでしょう。また、身体的には溢水や尿毒症の症状が出現し、苦痛が伴います。患者さんが納得して療法を選択できるよう支援していきます。

✚ 透析に対する患者の心理

「透析はしたくない」「死んだ方がまし」など拒否的態度がみられることが多いです。周囲の人やメディアからの曖昧な情報によって透析への不安感、死への恐怖心などを抱くこともあり、透析への抵抗感が大きいです。正しい情報提供をすると共に、患者さんが感情を表出できる場を設定し、思いを傾聴することが重要です。また、これまでの自分のセルフケアに対して後悔することも多く、自己を否定的に捉えることもあります。患者さんのこれまでの努力を認めることも重要です。

▼糖尿病患者さんがもつ透析へのイメージ

- ●長時間にわたって拘束される
- ●同じ体位でいることがつらい
- ●死んだ方がまし
- ●長く生きられない
- ●完治しない
- ●大変そう
- ●経済的な負担が大きい

療法選択時の患者の心理

　透析の導入、つまり療法選択にあたっては、医療者が医学的情報やエビデンスなどを含めた治療の選択に十分な情報を提供したうえで、患者さんの生活背景や価値観、信条を確認し、医療者と患者さん、家族が協働して、どの治療がその患者さんにとって最適なのかを一緒に決定していくというプロセスを踏みます。このプロセスのことをShared Decision Making (**SDM**) と呼びます。

　腹膜透析と血液透析のどちらの方法を選択するのか、患者さんが自己決定するためには十分な情報と理解が必要です。それぞれのメリットとデメリットを説明します。運動や旅行、入浴なども踏まえた患者さんの生活に沿った説明をすることで、透析のある生活がイメージしやすくなります。説明だけでは具体的なイメージをつかめないという患者さんもいるため、DVDやパンフレットのほか、透析室の見学なども行います。また、一度の説明で決定するのではなく、繰り返し話し合いをもち、患者さんが納得して決定できるよう支援します。

▼腹膜透析と血液透析の特徴の比較

	腹膜透析	血液透析
方法	腹部にカテーテルを留置し、そこに透析液を注入し、その後、一定時間を経てから排液する。血液中の老廃物などが腹膜中の血管から透析液に滲み出ることで、血液の浄化が行われる。	血管に刺した針を通して血液を体外に出し、出した血液をダイアライザーという透析器を使って血液中の老廃物および余分な水分を除去し、浄化された血液を体内に戻す。
手術	CAPDカテーテルの挿入	内シャントの造設
透析場所	自宅や会社など	医療機関
透析時間	24時間 (1回30分の交換を3〜4回)	1回当たり4〜5時間
通院回数	月1回	週2〜3回
実施者	患者・家族	医療者
透析時の症状	腹部膨満感	穿刺部の疼痛、不均衡症候群 (血圧の低下、頭痛、嘔気など)
トラブル	腹膜炎により血液透析に移行。	内シャントの狭窄によって再手術。
入浴	カテーテルの保護が必要。	透析日の穿刺部に注意。
運動	水泳や腹圧のかかるスポーツは避ける。	シャントへの注意が必要。
旅行	透析液や器材の持参または配送が必要。	透析施設への予約が必要。

ステロイド治療を受ける患者の看護

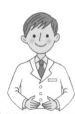

ステロイドは副腎皮質ホルモンの1つで、さまざまな疾患の治療に使用されます。しかし、ステロイドホルモンは血糖を上昇させる作用や食欲増進作用があり、糖尿病患者さんにとっては、血糖コントロールが乱れる要因になります。ステロイドの特徴を理解し、血糖コントロールが乱れないように支援しましょう。

ステロイドの特徴

●ステロイド治療を行う疾患と副作用

ステロイドは、免疫抑制作用や抗炎症作用をもつことから、全身性エリテマトーデスや関節リウマチなどの自己免疫性疾患、ネフローゼ症候群やIgA腎症などの腎疾患、気管支喘息やアトピー性皮膚炎などのアレルギー疾患、肺気腫の急性増悪や間質性肺炎などの呼吸器疾患の治療として用いられます。

このほか、がんの薬物療法の制吐目的にも用いられます。投与の方法としては、長期にわたる場合と短期に大量のステロイドを投与するパルス療法があり、点滴静脈内注射や静脈注射、内服、吸入、関節内注入、点眼などがあります。吸入や点眼などによる局所への投与は全身にわたる副作用が少ないですが、注射や内服ではさまざまな副作用があります。長期や大量のステロイド投与の場合、糖尿病の発症のリスクが高いとされています。

▼ステロイドを用いる疾患

全身性エリテマトーデス、関節リウマチ、ネフローゼ症候群、IgA腎症、悪性リンパ腫、白血病、間質性肺炎、多発性硬化症、突発性難聴など

▼ステロイドの主な副作用

・免疫機能低下（易感染状態）	・糖代謝異常
・消化性潰瘍	・骨粗鬆症
・ムーンフェイス	・脂質異常症
・中心性肥満	・大腿骨骨頭壊死
・血栓症	・精神症状

●ステロイド治療と血糖値との関係

　ステロイド治療に使用するグルココルチコイドはインスリン拮抗ホルモンでもあり、肝臓での糖新生を促したり、筋肉や末梢組織での糖の取り込みと利用を妨げてインスリン抵抗性を増大させたりして、血糖値を上昇させます。そのため、高血糖をきたし血糖コントロールを妨げる可能性があります。さらに、ステロイドはインスリンの分泌能を抑制します。

ステロイド治療を受ける患者の看護

　ステロイド治療を受ける患者さんの看護について、以下に示します。

●観察

　ステロイド投与によって高血糖をきたしやすいため、血糖値と共に口渇や多飲、多尿、倦怠感などの高血糖症状を確認します。プレドニゾロン*の内服後2～3時間後から血糖が上昇し、約5～8時間後に血糖値が最高となります。そのため、一般的に朝食後にプレドニンを内服すると、昼食後から夕食後にかけての血糖値が高くなります。

　デキサメタゾンは約36～54時間の血糖上昇作用があるため、翌日の朝まで高血糖が続くことがあります。反対に、ステロイドの減量に伴って、インスリン抵抗性が改善され、血糖の低下がみられるため、低血糖の症状を確認します。また、ステロイドの作用として、食欲が増進するため、食事摂取量を確認する必要があります。食事量が増加することで、肥満となりやすいため、体重の変化を確認しましょう。

　ステロイドの導入によって、経口糖尿病治療薬が追加になり、食後血糖値が250～300mg/dL以上になると、糖尿病の治療が経口糖尿病治療薬からインスリン治療に変更されます。患者さんがインスリン注射に対して抵抗感を示すことがあるため、インスリン注射への思いを確認します。

●糖尿病に対する支援

　ステロイドの増減に伴って、血糖値が変動するため、血糖値を測定します。高血糖や低血糖の症状をあらかじめ説明し、症状があった場合はすぐ申し出るように伝えておきます。インスリン治療が導入となる場合は、それに対しての思いを確認し、共感を示します。誤った情報からインスリン注射への誤解がある場合は、それに対して説明し、生活の中でインスリン注射ができるように支援します。

　ステロイド投与によって食欲が増進することから、いままでの食事療法が困難となることがあるため、空腹感に対して共感を示しましょう。

●ステロイドの副作用に対する支援

　ステロイドの免疫抑制作用によって易感染状態となることに加えて、高血糖による白血球の遊走能低下によって免疫力がいっそう低下し、より感染しやすい状態となります。そのため、呼吸器感染症や尿路感染症、足トラブルなどの感染予防に努めます。また、長期にステロイドを投与することによって骨粗鬆症を招きやすいため、運動療法の際は、転倒予防に注意します。

　ステロイドを急に中止することで、全身倦怠感、血圧低下などの副腎不全症状が出現するため、自己判断で中止しないように説明します。

＊プレドニゾロン　商品名プレドニンなど。抗炎症作用があり炎症反応の抑制に使われる。

がん薬物療法を受ける
患者の看護

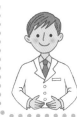

糖尿病患者さんはがんになりやすいとされ、がんの患者さんの増加と共に薬物療法を受ける患者さんも増加しています。糖尿病をもちながらがんの薬物療法を受ける場合は、セルフケアが複雑になると共に、心理的にも負担がかかります。そのような状況の中、糖尿病とがんの両者の病態や治療の影響を理解し、患者と関わっていきましょう。

がん薬物療法を受ける患者の心理

がんの診断にショックを受けて糖尿病のセルフケアを中断してしまったり、薬物療法を受け始めることで、水分や食事の摂取状況が不安定となります。そのため、低血糖や高血糖、脱水などをきたしやすい状況になり、これまでの糖尿病のセルフケアがうまくいかなくなるなど、セルフケアに影響を及ぼします。患者さんとしてはセルフケアがうまくいかなくなることで高血糖への不安を感じることもあります。

このような場合、患者さんのこれまでのセルフケアへの思いや高血糖に対する不安などを聴き、不安を感じていることに共感を示すと共に、これまでの努力をねぎらいます。また、一時的な高血糖では糖尿病の合併症が進行しないこと、いまは栄養状態を保つために食事をとることが優先であり、血糖の上昇は薬物で調整できることを説明します。

原則として、薬物療法時には、糖尿病の内服治療からインスリン注射に変更されます。糖尿病患者さんはインスリン注射に対して抵抗感をもつことが多いため、インスリン注射が導入になることに対しても、どのような思いがあるのか確認します。

がん薬物療法を受ける患者の看護

●観察

がんの診断によるショックで、糖尿病のセルフケアが中断されるなどセルフケアに影響が及ぶため、セルフケアの状況を確認します。がん患者さんでは、がん腫瘍細胞による血液凝固系の活性化などによって血栓になりやすいため、高血糖による脱水によって、さらに血栓塞栓症を起こしやすくなります。

●薬物療法の副作用の観察と血糖の関係

薬物療法ではさまざまな副作用があります。薬物療法の副作用である嘔気や嘔吐、食欲低下などに伴って水分や食事の摂取状況が不安定となり、低血糖や高血糖、脱水などをきたしやすい状況になります。口内炎や味覚障害も食事摂取に影響します。薬物療法時のステロイド治療に伴ってもインスリン抵抗性が増大し、高血糖となりやすいです。

そのため、血糖コントロール状態を確認し、薬物療法に伴う低血糖や、口渇、倦怠感、多尿などの高血糖の症状を観察します。高血糖によって抗がん剤の効果が低下するという報告もあります。また、ステロイド以外にインターフェロンや免疫抑制薬でも高血糖が起きやすく、分子標的薬なども血糖値の上昇を起こしやすいものがあります。

▼がん薬物療法に用いる、高血糖をきたしやすい主な薬剤

薬剤の種類	薬品名	商品名	投与法
ステロイド	プレドニゾロン	プレドニン	注射・内服
	デキサメタゾン	デカドロン	注射・内服
分子標的薬	エベロリムス	アフィニトール	内服
	テムシロリムス	トーリセル	注射
	ニロチニブ	タシグナ	内服
	スニチニブ	スーテント	内服
免疫チェックポイント阻害薬	ニボルマブ	オプジーボ	注射
	ペムブロリズマブ	キイトルーダ	注射

経口糖尿病治療薬で血糖コントロールをしている場合、SGLT2阻害薬は脱水をきたしやすく、ビグアナイド薬は脱水や腎機能低下によって副作用を出現させやすいです。そのため、薬物療法に伴う下痢や嘔吐による脱水や腎機能低下がないか、電解質や腎機能のデータを確認すると共に脱水症状や腎機能低下の症状を観察します。

また、薬物療法による骨髄抑制に伴い白血球が減少し、易感染状態になることに加えて、高血糖があるとより感染のリスクは高くなるため、採血による炎症反応の確認と発熱の有無の確認なども行います。

▼薬物療法の主な副作用

副作用	症状
消化器症状	嘔気、嘔吐、食欲低下、下痢、口内炎、味覚障害
骨髄抑制	白血球減少、血小板減少
末梢神経障害	手足のしびれ

●皮膚トラブルと末梢神経障害

手足のひび割れや爪周囲炎、水疱などの皮膚トラブルを起こす薬剤を使用した薬物療法を行っている患者では、皮膚の状態を確認します。また、手足のしびれなどの末梢神経障害をきたすことがあるため、ボタンをかけるといった日常生活の状況を確認すると共に、インスリン注射などの巧緻性の必要な作業ができているか確認します。

●心理的支援

糖尿病をもつがん患者さんは、糖尿病とがんの治療を受けなければなりません。看護師としても、糖尿病とがんの両者の病態や治療の影響を踏まえ、患者と関わっていきます。薬物療法などの治療を受ける場合は、高血糖や低血糖をきたしやすく、血糖コントロールがうまくいかないことで感染症、皮膚トラブルなどのリスクが高まり、いっそう血糖コントロールが困難となります。

そのため、患者さんはセルフケアに戸惑いや不安を感じやすい状況にあります。糖尿病をもつがん患者さんに対しては、がんへの思い、これまでのセルフケア行動や血糖コントロールへの思いなどの話を聴き、共感を示します。

糖尿病をもつ患者さん自身も、これまで血糖値が安定することを目標に療養行動を実施してきたため、血糖値の変動に対して不安を感じることがあります。糖尿病や血糖値についての認識や、食事・運動・薬物療法といった生活でのセルフケアの状況を確認し、これまでの努力をねぎらいます。

薬物療法時には制吐剤であるステロイドの使用によって高血糖をきたしやすく、抗がん剤によって食事量が不安定になり低血糖のリスクがあるなど、血糖コントロールが難しいため、薬物療法時には、経口糖尿病治療薬からインスリン注射に変更されることが多いです。

糖尿病患者さんはインスリン注射に対して抵抗感をもつことが多く、インスリン注射が導入になることに対しても、どのような思いがあるのか確認し、その思いをありのまま受け止めます。

●低血糖の予防と対処

胃や大腸などの消化器がんの術後の患者さんが薬物療法を行う場合も少なくありません。そのため、すでに食事量の低下がみられることもあります。その状況に加えて、薬物療法の副作用に伴う嘔気や食欲低下による食事量の低下の可能性があり、インスリン注射や経口糖尿病治療薬を内服している場合、低血糖のリスクがあります。

下痢や嘔気があると、患者さん自身があえて食事を控えることもあります。そのため、食事摂取状況と血糖値の確認が必要です。食事前に超速効型インスリンや速効型インスリンの注射をする際は、事前に食欲の状態を確認します。超速効型インスリンならば食事の直後の注射が可能であるため、食事量を確認して食事量に合わせたインスリン量を注射する、といった対応を事前に医師と相談しておきます。低血糖への不安がインスリン注射の中断につながることもあるため、低血糖の予防は重要です。

低血糖を経験したことがない糖尿病患者さんもいます。糖尿病の診断当初に、低血糖の教育を受けただけで、低血糖の症状や対処を覚えていないこともあります。薬物療法の副作用の説明だけでなく、低血糖の症状と、症状が出現した場合はすぐに医療者に伝えるよう説明することが大切です。

ベテランナース

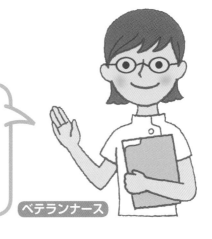

●皮膚トラブルの予防と対処

　薬物療法で用いる薬剤の中には、手足のしびれや疼痛、皮膚の乾燥や発赤、腫脹、紅斑などの手足症候群が副作用として現れるものがあります。重度となると指先に亀裂が生じたり、水疱が形成されたりします。そのうえ、高血糖による白血球の遊走能の低下や薬物療法による骨髄抑制から免疫力が低下するため、感染のリスクがさらに高くなります。そのため、血糖コントロールと共に、日頃からの皮膚の観察と清潔の保持、保湿などのスキンケアが不可欠です。保湿のタイミングとしては、手を洗ったあと、入浴後、就寝前がよいです。

　クリームは予防的に使用しやすいですが、広範囲に塗る場合はローションの方が適しています。軟膏は持続性が高く、保湿性も高いのですが、べたつく感じがあるため、患者さんと一緒に検討します。

　足のしびれや発赤から歩行が困難になることがあり、運動療法の際は転倒に注意するよう説明します。皮膚トラブルの程度によっては安静が必要となります。手に発赤やしびれがある場合、包丁を持てない、水が冷たく痛いなど、調理にも影響が出るため、食事療法もいままでどおりにいかないこともあります。

▼末梢神経障害・手足症候群をきたす主な薬剤

副作用	商品名
末梢神経障害	パクリタキセル、アブラキサン、タキソテール、ドセタキセル、オンコビン、エルプラット、シスプラチン、カルボプラチンなど
手足症候群	5-FU、ゼローダ、TS-1、アブラキサン、タキソテール、パクリタキセル、アービタックス、ネクサバール、アバスチンなど

▼手足症候群のスキンケアに用いられる主な薬剤

種類	商品名
尿素含有製剤	ウレパールクリーム／ローション ケラチナミンコーワクリーム
ヘパリン類似物質含有製剤	ヒルドイドクリーム
ビタミン含有軟膏	ザーネ軟膏
白色ワセリン	プロペト

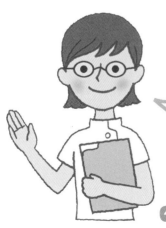

皮膚トラブルの予防として乾燥を防ぐことが重要ですが、乾燥は見た目ではわかりにくいため、モイスチャーチェッカーを用いて肌水分を数字化するとセルフケアへの動機づけにつながります。なお、クリームやローションは縦塗りではなく、横塗りとします。

ベテランナース

妊娠糖尿病をもつ患者の看護

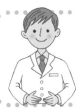

妊娠糖尿病と診断されるとショックを受けることが多く、妊娠と糖代謝異常に対するセルフケアの受け入れは難しいこともあります。そのような妊婦さんの思いを理解し、安心、安全に出産が迎えられるよう支援していきます。

妊娠糖尿病をもつ患者の心理

　多くの妊婦さんはこれまで大きな疾患をもったことがありません。その状況のなか、妊娠糖尿病という診断を受けることでショックを受けると共に、「赤ちゃんは大丈夫なのか」「今後、どうしたらいいのか」などの不安を抱きます。また、診断を受けた時期が悪阻（つわり）のあとであった場合、「甘いものを食べすぎたせいだ」と自分の行動を後悔する発言もよく聞かれます。このような妊婦さんの妊娠糖尿病や治療に対する思いやイメージを聞き、その思いに共感を示しましょう。

妊娠糖尿病をもつ患者の看護

　前向きにセルフケアに取り組める心理的準備が整ったことを確認したうえで、必要なセルフケアについて教育していきます。パートナーの協力は妊婦さんの心理的負担感の軽減につながるため、できるだけパートナーに同席を求めます。

●観察

　巨大児の出産の既往がないか、糖尿病の家族歴がないかなど、妊娠糖尿病になりやすい危険因子を確認します。子育て中の妊婦さんの場合、子どもと一緒におやつを食べたり、自分の思いどおりの時間に食事ができなかったりと食生活が不規則なことがあるため、食事についての状況を確認します。

▼妊娠糖尿病の危険因子

- ・糖尿病家族歴
- ・肥満や過度の体重増加
- ・尿糖陽性
- ・巨大児の出産の既往
- ・35歳以上である

●初期教育

初期教育について次に示します。

①妊娠糖尿病について説明します。
・胎盤から分泌されるヒト胎盤性ラクトゲンというホルモンによって血糖値が上昇し、胎盤の成長に伴って身体の中に必要なインスリン量が増えること。
・血糖コントロールをすることで血糖値に関連する妊娠や分娩時の合併症のリスクが減ること。

・妊娠の経過と共に高血糖になったとしても、胎盤の成長に伴うヒト胎盤性ラクトゲンの分泌によるものであり、インスリンの補充が必要なときにはインスリン注射をすることが最良の治療であること。

▼高血糖における母体への影響

流産、早産症、妊娠高血圧症候群、羊水過多、巨大児に基づく難産妊娠

▼胎盤形成に関係するホルモン

ヒト胎盤性ラクトゲン、プロゲステロン、プロラクチンなど

②妊娠糖尿病と診断されてからの行動変容について確認します。
・患者なりに行動変容していれば、賞賛します。
③自己血糖測定の必要性と方法について説明します。
・デモンストレーションしながらパンフレットに沿って血糖測定の方法や穿刺針の廃棄方法を説明します。職業などを確認し、指先もしくは手のひらにするか、穿刺部位を検討します。
・血糖測定の回数とタイミング(食前、食後1〜2時間)、自己管理ノートの記載方法を説明します。

④血糖変動の要因を説明します。
・できるだけ血糖値が上がらないような食事ができるよう提案します。炭水化物が血糖の上昇に最も影響を与えますが、ブドウ糖が不足すると脂肪を分解することによってケトンが発生し、ケトアシドーシスに至ることがあるため、身体のエネルギーとなるブドウ糖のもとである炭水化物を抜かないよう伝えます。
・運動療法は血糖コントロールのための補助的治療であるため、ウォーキングや体操などを勧めます。特に、食後1〜2時間の運動が効果的であることを説明します。

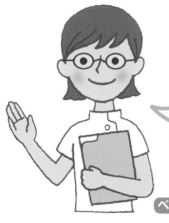

血糖測定の方法は、最初はパンフレットを見ながら実習してもらえばよいでしょう。回数を重ねることで自然に手順を覚えることができます。

ベテランナース

▼血糖変動の要因

	要因	理由
食事	炭水化物の量	炭水化物が血糖値を上昇させる。
	食物繊維の含有量	食物繊維によって血糖値の上昇が緩やかになる。
	脂質の含有量	脂質が含まれることで高血糖が長引く。
	炭水化物の形態	多糖類➡二糖類➡単糖類の順に分解されるため、単糖類を摂取すると急激に血糖値が上昇する。
	食べる速さ	食べる速さが速いと急激に血糖値が上昇する。
	食べる順番	野菜➡蛋白質➡炭水化物の順だと、血糖値が上昇しにくい。
活動	安静	悪阻や切迫流産などに伴い活動量が減るとブドウ糖が消費されにくい。
	育児・家事	育児や家事などで活動量が増えるとブドウ糖が消費される。

⑤自己血糖測定の活用方法を説明します。

・食事や活動などによる血糖値の変動を知ることができ、その後の食事や運動による血糖値の変動が推測でき、安心して食事できることにつながります。

●血糖値が高値の場合

　血糖値が高い場合は、分食を導入することもあります。その際は、栄養士と連携しながら指導します。インスリン治療が開始されたら、インスリン注射の方法と共に、低血糖やシックデイに関する教育も行います。

　インスリンに関しては、妊婦への安全性が確立されていないインスリン製剤もあるため、妊娠糖尿病の妊婦さんも含めて超速効型インスリンではインスリンアスパルト（ノボラピッド）とインスリンリスプロ（ヒューマログ）、持効型インスリンではインスリンデテミル（レベミル）が推奨されています。

　分娩や胎盤の排出と共にインスリン抵抗性が改善されるため、インスリン注射は中止となります。

▼妊娠中の血糖コントロール目標

空腹時血糖値	70〜100mg/dL
食後1時間血糖値	140mg/dL 未満
食後2時間血糖値	120mg/dL 未満
HbA1c	6.2%未満

▼妊婦・褥婦特有の血糖値への影響因子

妊娠の進行（初期、中期、後期）
塩酸リトドリン
母乳の量

●産後

妊娠糖尿病となった妊婦さんが将来糖尿病を発症するリスクは、そうでない妊婦さんと比較すると7.34倍といわれています。そのため、産後の1〜3か月に75gブドウ糖負荷試験を行い、糖尿病への進行を評価する必要があります。

妊娠糖尿病の人には退院の前に受診と検査の必要性を説明しておきます。妊娠によるインスリン抵抗性の増大によって耐糖能異常をきたしたことから、長期にわたって健康な生活を送る必要があることを説明します。

▼出産後のフォローアップスケジュール

75g ブドウ糖負荷試験（産後 1〜3 か月）

糖尿病型	境界型	正常型
（負荷前血糖値 ➡126mg/dL以上 負荷後2時間血糖値 ➡200mg/dL以上 ）	（負荷前血糖値 ➡110mg/dL以上 負荷後2時間血糖値 ➡140mg/dL以上 ）	（負荷前血糖値 ➡109mg/dL以下 負荷後2時間血糖値 ➡139mg/dL以下 ）
●通院 　1〜2か月ごと 　（糖尿病管理）	●通院 　3〜6か月ごと	●通院 　1年ごと
	ブドウ糖負荷試験を 1 年ごと	

患者会のメリット

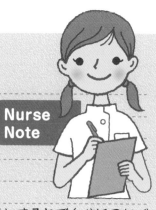

Nurse Note

- 糖尿病に関する情報を収集できる。
- 糖尿病や療養生活、セルフケアに対する思いや考えを表出できる。
- セルフケアの具体的な方法や工夫を知ることができる。
- 自分のセルフケアの方法や療養生活について他者に話すことで自信につながる。
- 困りごとや不安が自分だけでないということがわかり、安心につながる。
- 患者会での交流から友人としての関係が深まる。

周術期にある患者の看護

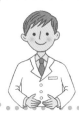

糖尿病患者さんにとって、血糖コントロールが手術に影響を及ぼすだけでなく、術前や術後にもさまざまな影響を及ぼします。周術期の血糖コントロールについて理解し、患者さんが安心、安全に周術期を過ごせるよう支援していきます。

周術期にある患者の特徴

手術という外科的な侵襲が加わることにより交感神経系が優位になり、インスリン拮抗ホルモンであるカテコラミン、グルカゴン、コルチゾール、成長ホルモンなどが放出されます。さらに手術創ができることでTNF-α、IL-6などの炎症性サイトカインも分泌されます。これらのホルモンによってインスリン抵抗性が増大し、高血糖状態を引き起こしやすくなります。

また、高血糖によって免疫機能が低下し、感染のリスクが高まり、感染によって炎症性サイトカインの分泌が促進されるという悪循環となります。著明な高血糖になると、浸透圧利尿によって脱水にもなります。そのため、術前からの厳格な血糖コントロールが必要となります。

▼手術が血糖値に及ぼす影響

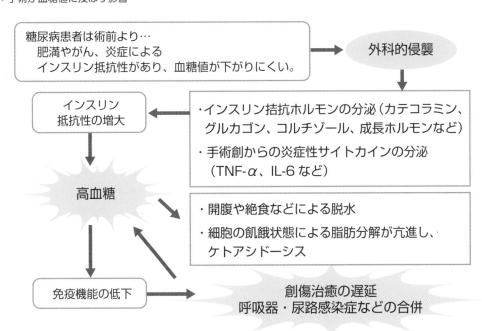

術前の血糖コントロールと看護

周術期では、創傷治癒の遅延や感染症のリスクがあるため術前から血糖コントロールを行う必要があります。特に、高血糖が著しい患者さんでは、緊急性のない手術は延期し、術前に血糖コントロールを行います。手術が可能かどうかの判断にHbA1cが用いられることもありますが、HbA1cは過去1〜2か月の血糖値を反映したものであるため、延期しないことになっています。

尿ケトン陽性、空腹時血糖値200mg/dL以上、食後血糖値300mg/dL以上のいずれかを満たす場合が、手術延期の目安となっています。原則として、経口糖尿病治療薬を用いて血糖コントロールを行っている患者さんは、インスリン療法に変更します。インスリン治療に変更する場合は、手術に対する不安に耳を傾けると共に、インスリン治療に対する思いを傾聴し、受け止めます。

▼術前の血糖コントロール目標

空腹時血糖値：100〜140mg/dL
食後血糖値：160〜200mg/dL
尿中ケトン体：陰性

術中の血糖コントロールと看護

術中は、静脈内注射によるインスリン投与とされています。ソリタT3やソルデム3A、5%ブドウ糖液などの糖質輸液の点滴静脈注射と共に、シリンジポンプを用いて速効型インスリンを生理食塩水と混和させて0.5〜1.0単位/hで投与します。血清カリウムが低下しやすいため、注意します。

術中の血糖コントロール目標は150〜200mg/dLとします。血糖値が変動しやすいため、2時間ごとに血糖測定を行います。グルコースモニタシステム（フリースタイルリブレなど）のセンサーは、電気メスを使用する手術では外しておく必要があります。

▼術中の血糖コントロール目標

血糖値150〜200mg/dL
尿中ケトン体：陰性

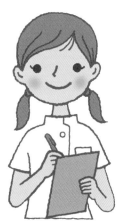

患者さんが安心，安全に周術期を過ごせるよう支援しましょう。

新人ナース

術後の血糖コントロールと看護

　術後は、手術による侵襲や、絶食、出血などによる循環血液量の低下、疼痛や恐怖などのストレスなどによって、高血糖をきたしやすい状況にあります。さらに創部などの感染などからインスリン抵抗性が増大し高血糖を助長します。水分や食事の摂取状況が不安定である場合は、低血糖や脱水などをきたしやすい状況になります。

　血糖値の目標は140～180mg/dLを目安とし、血糖コントロール状態を確認し、それに伴う低血糖や高血糖の症状を観察します。食事摂取状況も確認します。術後は血糖測定と共にスライディングスケール法によってインスリン投与がなされます。食事量が安定すれば元の経口糖尿病治療薬への切り替えが可能になります。スラインディンスケール法はできるだけ短期間とし、インスリン注射であっても定期打ちに切り替えることが望ましいです。

▼スライディングスケールの一例

> ●スライディングスケール法とは…
> 現在の高血糖を補正するため、指示表に基づきインスリン投与量を決める方法。

例えば…
いまの血糖値が
224mg/dL

⬇

ヒューマリンRを
4単位打つ。

指示表	ヒューマリンR
151～200mg/dL のとき	2単位
201～250mg/dL のとき	4単位
251～300mg/dL のとき	6単位
351mg/dL～　……	

▼スライディングスケール法を用いたときの血糖変動

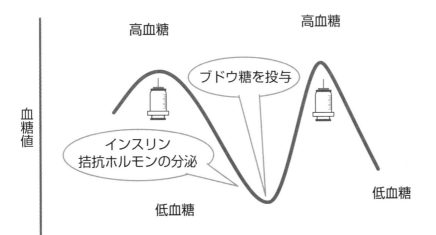

▼スライディングスケールの適応

・シックデイ
・周術期
・ケトーシスやケトーシス状態（高血糖）
・ステロイド療法

　高血糖状態では、術後、創傷治癒の遅延や感染症のリスクが高くなるため、創部の発赤や腫脹、疼痛、熱感といった感染兆候の観察や創部の感染予防と共に、発熱の有無や、白血球、CRPなどの炎症反応を確認します。感染が改善されると、イ

ンスリン抵抗性が改善されるため、血糖値は下がります。術後の離床によっても活動量が増加し、血糖の降下がみられるため、低血糖症状の有無を確認します。

　術後、経管栄養となる場合は、直接、胃や腸に液体が注入されるため、経口での食事摂取より消化吸収が速くなります。注入速度が速すぎると、急激な血糖上昇やダンピング症状により低血糖が起こります。インスリン注射後、胃管チューブのつまりなどによって栄養剤の注入がなされなかった場合は低血糖をきたすため、チューブが適切に挿入されているか確認することが必要です。

column

術後の血糖コントロール

　80〜110mg/dLの範囲の血糖コントロールで死亡率、敗血症、輸血や透析の必要性、人工呼吸期間、集中治療室在室日数などを改善したという報告もあります（Van den Berghe Get al. 2001、2006）。また、血糖値が200mg/dL以上で術後の感染の発症率が高まったという報告もあります（kramer、2008）。

chapter 5

糖尿病患者の発達段階に合わせた看護

糖尿病はあらゆる年代で発症する疾患であり、
各発達段階で発達課題をクリアしながら
糖尿病と付き合っていかなければなりません。
各発達段階の特徴を理解して看護につなげましょう。

小児期にある患者の看護

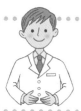

乳幼児期は保護者に依存している時期であるため、保護者が治療の中心となります。学童期は家族や仲間との相互関係の中で社会性や自立性を身につける時期であり、子どもも治療やセルフケアに参加していきます。

小児期の特徴

　小児期の糖尿病治療の目標は、糖尿病でない子どもと同じ発育とQOLを保つことです。乳幼児期は食生活のリズムや味覚の形成の時期であり、就園や就学に向けて生活リズムを身につける時期で、保護者が治療の中心となります。学童期は家族や仲間との相互関係の中で社会性や自立性を身につける時期であり、保護者の考え方や生活習慣が子どもに大きく影響を与えます。

小児期にある患者の看護

●乳幼児期

　乳幼児では、保護者に依存している時期であり、保護者への教育が必要になります。まずは、保護者の疾患や治療の受け入れ状態を確認します。母親が主体となることが多いですが、母親だけでなく、父親や他の家族の確認も必要です。乳幼児期では、哺乳による栄養摂取状況や遊びによる活動量が安定しないため、血糖値に変動がみられます。そのため、低血糖を予防することが重要で、やや高めに血糖コントロールを行っていきます。

　乳幼児は、自分の意思や症状を伝えることが難しいため、特に低血糖の症状を訴えることが難しく、「機嫌が悪い」など、普段の様子と変わりがないかどうか子どもの反応を確認します。低血糖により痙攣重積を起こすこともあり注意が必要です。

　保護者に対し、血糖コントロールや育児に関する教育を行います。母親に負担がかかりすぎないよう、父親にも母親と同様に教育を行います。

　必要に応じて、祖父母など子どもの周囲の人々へも情報提供を行います。インスリン注射や血糖測定の指導は保護者に対して行いますが、成長と共に保護者のしていることのまねができるようになるため、お手伝いという形で一緒に行い、できたところはほめ、少しずつ子どもが自分でできるように移行していきます。

　食事量や運動量が一定しないことから血糖値が不安定となりやすいですが、頻回な血糖測定は子どもに負担をかけるため、インスリンの作用時間と食事や運動との関係を考慮しながら低血糖を予測できるように教育します。血糖コントロールを気にするあまり、食事量の不足が起こりやすいため、必要なエネルギーや栄養を摂取することが成長には大切であることを説明します。

1型糖尿病の発症時、子どもの将来に対して保護者は不安を感じますが、1型糖尿病は特別な病気ではなく、インスリンが不足または欠乏しているだけの状態であり、将来の結婚や妊娠も問題ないことを伝えます。

●学童期

学童期では、家族や仲間との相互関係の中で社会性や自立性を育む時期で、学校生活を送りながら、少しずつ子ども自身も必要な治療やセルフケアに参加していきます。過干渉にならず、兄弟や学校の友達の中で特別扱いすることなく、保護者と医療者との間でコミュニケーションをとりながら関わります。

1型糖尿病であることや注射を打つことで疎外感をもっていないか確認します。学校での行事などによって運動量が増加したり、注射や補食が簡単にできない環境であったりして、食事量や運動量が一定しないことから血糖値が不安定となりやすい状況にあります。そのため、やや高めの血糖コントロールとします。

インスリン注射や血糖測定、低血糖時の補食ができるように生活環境を整えていくことが必要になります。学校の担任や養護教諭と連携をとりな

がら、体育や遠足などの授業・学校行事のスケジュールを確認しましょう。授業や行事のスケジュールに合わせて、低血糖の予測をし、インスリンの量やタイミング、補食の調整をします。

高血糖で倦怠感が強く、尿ケトン体が認められる場合は、運動を控える必要があることを説明しておきましょう。緊急時の対応方法は保護者をはじめ、周囲の人々も知っておく必要があります。修学旅行では緊急時に対応できるよう医療機関への紹介状を準備しておきましょう。給食がある場合は、お弁当にする必要はなく、他の児童と一緒に食事できることを説明します。

小児向けのサマーキャンプへの参加は、糖尿病に対する理解と、注射や血糖測定、低血糖への対応など具体的なセルフケアの方法を体験的に学ぶ機会となります。

▼小児期に特有な、血糖値に影響を及ぼす要因

乳幼児期	哺乳による栄養摂取状況 遊びによる活動量
学童期	体育や運動会などの活動量 遠足や修学旅行などの行事の際に注射や補食のできる環境 好き嫌いや菓子の摂取に伴う栄養摂取状況

▼学校教諭に伝えること

- ・1型糖尿病は特別な病気ではないこと。
- ・同級生の中で特別扱いはしなくてよいこと。
- ・学校行事も他の児童・生徒と同様に参加可能であること。
- ・学校内にインスリン注射や血糖測定ができる場所(保健室など)を準備。
- ・補食の必要性。
- ・体育などで発汗する場合の適度な水分補給の必要性。
- ・学校での低血糖時の対応。
- ・可能であれば担任または保健室担当教諭による血糖測定の依頼。
- ・病気を誰に伝えておくか(クラス全員、または親しい友人のみにするかは、子ども本人と保護者が話し合って決定する)。

▼学校との連携（例）

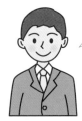
学校の担任

修学旅行のスケジュールが決まったら、看護師さんに伝えます

過保護にならずに、見守りながら、できることは本人にやらせます

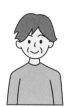

両親

体育の時間の前に水を飲むようにすればいいですか？

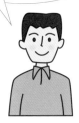
学校の体育の先生

ブドウ糖とビスケットを保健室に置いておきます

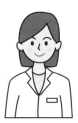
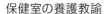
保健室の養護教諭

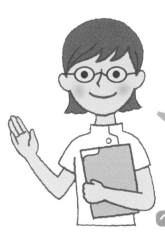
ベテランナース

乳幼児の子どもは、インスリン注射を怖くて不快なものだと捉えがちです。ネガティブなイメージにならないよう、「インスリンは元気のもとなんだよ」などと説明することが、注射の受け入れにつながります。

思春期にある患者の看護

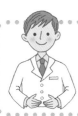

思春期は、受験や進学などによるライフスタイルの変化や身体的な変化からさまざまな悩みをもち、情緒的に不安定な時期です。このような状況の中で、親から分離して自立し、自分自身でセルフケアをしていく必要があります。

思春期の特徴

思春期の糖尿病治療の目標は、重症低血糖を予防しながらも糖尿病の合併症を予防するための血糖コントロールを行うことです。思春期は行動範囲が広がり、外食や飲酒、喫煙など生活習慣の乱れ、二次性徴に関するホルモンによるインスリン抵抗性の増大などから、血糖コントロールが難し

くなります。

血糖コントロールがうまくいかないと、自己効力感や自尊感情の低下、抑うつといった心理面に影響を及ぼします。さらに、家族や友人、異性との関係などの悩みが治療に影響することもあります。

▼思春期の特徴と、糖尿病の治療やセルフケアへの影響

- ・外食や飲酒によって食事習慣が乱れて、血糖コントロールが乱れる。
- ・不規則な生活によって、活動量が変化し、血糖コントロールが乱れる。
- ・喫煙によって、LDLコレステロールが高くなり、動脈硬化のリスクが高くなる。
- ・二次性徴に関するホルモンによってインスリン抵抗性が増大し、血糖値が上昇する。

思春期にある患者の看護

主体的にセルフケアを行いながら、家庭や社会の中で自分自身を模索していく時期です。成長ホルモンや性ホルモンによってインスリン抵抗性が増大し、血糖値が上昇しやすいため、血糖値の変動を見る必要がありますが、交友関係を優先することで血糖測定ができないことがあります。

また、注射を打てないことや補食がとれないこともあります。注射や血糖測定、補食の実施状況

と共に高血糖や低血糖の症状を確認しましょう。女性では容姿を気にするあまり食事を減らしたり、不規則になったりすることもあるため、食生活の状況も確認します。食事のストレスによる無茶食い、やせ願望からの摂食障害などがみられることがあるため、体重減少や大きな血糖変動、ケトアシドーシス、反復する低血糖がないか確認します。

▼思春期に特有な、血糖値に影響を及ぼす要因

> 成長ホルモン
> 性ホルモン
> 月経周期 (卵胞期：エストロゲン、黄体期：プロゲステロン)
> 受験によるストレス (カテコラミンなど)

　糖尿病であることに対して否定的感情をもつことがあり、糖尿病があることで疎外感をもっていないか、自己否定につながっていないかなど、交友関係に変化がないか確認します。糖尿病であることを話したくないという思いから、交友関係が狭まったりすることがあります。

　状況を見ながら、他の1型糖尿病患者からアドバイスをもらったり、自身が悩みを打ち明けたりできる患者会 (若者向けの「ヤングの会」もある) への参加も有効です。進学先や就職先の選択にあたっては、糖尿病であることを理由に志望校をあきらめたり、消極的になったりしないよう関わっ

ていきます。ただし、低血糖によって危険が伴う水中や高所などでの作業を含む職業は避けることが望ましいため、そのことを本人に伝えます。

　進学先や就職先に糖尿病であることを伝えるかどうかは、患者本人が選択することであるため、強要はしません。糖尿病であることを伝える場合、誰に何をどこまでどのように伝えるか、患者と共に考えていきます。周囲に伝えない場合、デメリットをカバーするために、低血糖の予防とその対処に関して自力で行動できるよう、具体的に指導を行います。

▼病気であることを職場に伝えた場合のメリット・デメリット

	メリット	デメリット
伝える	・職場の理解を得やすい。 ・自分の身体を優先できる。 ・心理的に負担が少ない。	・仕事上の不利益の可能性がある。 ・特別扱いされる。
伝えない	・病気のことを知られない。 ・周囲の態度が変わらない。 ・周囲からの気遣いが不要。	・必要な配慮を求めにくい。 ・制度を利用しにくい。 ・身体的、心理的に負担が大きい。

　思春期の女性は妊娠可能な時期となってくるため、妊娠の許容されるHbA1cや高血糖と妊娠の関係など、計画妊娠について説明しておきます。

また、インスリン製剤も安全性を考慮し、妊婦に対応できるインスリンに変更しておくこともあります。

壮年期にある患者の看護

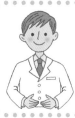

壮年期は、家庭や会社、地域などでの社会的役割があり、その責任は大きく、また、結婚や出産、育児といったライフイベントもあり、生活が大きく変化します。このような状況の中、社会的役割を果たしながらセルフケアを継続していかなければならず、生活とセルフケアの両立の困難な時期です。

壮年期の特徴

壮年期の特徴としては、40〜50歳代のいわゆる働き盛りの年代であり、特に有職者の男性は仕事と血糖コントロールの両立というよりは、仕事を優先する場合が多く、生活は不規則になりやすい状況にあります。

●心理的側面

糖尿病であることを理解し、血糖コントロールの必要性を理解していても、仕事があると自分の身体を意識する余裕がなく、糖尿病は進行するまで自覚症状がほとんどないことから、糖尿病のセルフケアが後回しになることもあります。

特に、食事療法や運動療法だけで糖尿病治療を行っている患者さんは、治療らしい治療を受けていなくても改善する身体だと感じると、治療の中断を考え始めるといわれています (藤田 他、2013)。また、血糖値が気になっていたとしても仕事中の低血糖は仕事に支障をきたすため、患者さん自身で高めの血糖コントロールとしている場合もあります。

●社会的側面

治療を中断する人は社会的責任の大きい壮年期の男性が多く、患者さん自身も仕事上の付き合いで食事療法を優先することができないこともあります。生活パターンとしては、営業職であれば仕事の付き合いによる接待や外食が多くなります。糖尿病の教育入院などは仕事を休まなければならないため、入院による血糖コントロールは難しく、合併症の検査ができないこともあります。

▼糖尿病患者における治療中断の主な理由

・症状がない。
・治療しても変わらない。
・生活に支障がない。
・一度休むと行きづらい。
・仕事を休めない。
・病気に対して理解してくれる人がいない。

壮年期にある患者の看護

●セルフケアを支えるための支援

　壮年期の患者さんにセルフケアを実施・継続してもらうためには、医療者がその必要性を説明するだけでは不十分です。まずは、壮年期の糖尿病患者さんがいまの状況をどう考えているかを聴き、「わかっているけど、できない」という実践へのつらさや困難さに共感をします。平日と休日に分けて丁寧に生活パターンを確認し、どうすれば生活に糖尿病の治療を引き寄せることができるか、一緒に考えていきます。食事療法、運動療法共に無理なく続けられる内容にすることが、セルフケアの継続のコツになります。

　症状がなく、生活に支障がないことや治療効果を感じにくいことから、糖尿病や糖尿病の合併症の脅威を十分に認識できず、セルフケアに取り組めないことがあります。そこで、検査結果をもとに一緒に生活を振り返ります。血糖コントロールが改善していたり、改善がなくとも維持できている場合は、努力が必要なことであるため、その努力へのねぎらいの言葉をかけます。血糖や血圧、体重などのセルフモニタリングを活用し、治療効果を実感してもらうことも有用です。

　あるときまではセルフケアが継続できていたとしても、社会的役割があるため、ライフイベントをきっかけにセルフケアが中断されることもあります。事前にライフイベントに対応できるよう情報を提供したり、一時的に中断しても再開すればよいことを伝えたりします。

▼壮年期のライフイベント

> 結婚、出産、離婚、家族の病気や介護、親との死別、転勤、退職など。

●治療中断を防ぐための支援

　一度受診できなかったために、受診しづらくなることもあるため、仕事の都合で受診をキャンセルしたとしても、多忙な中でも受診できたことをねぎらい、体調に変わりはなかったか、薬は足りていたかなど確認し、通院を中断しないように支援していきます。

　また、会社や家族に迷惑をかけたくないと思う患者さんが多いのですが、自立した壮年期では当然のことです。しかし、定期的な受診を継続するためには、会社や家族の理解と協力が心理的サポートとなります。無理強いにならないよう留意しつつ、相談することを勧めてみてもいいでしょう。

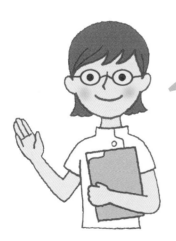

壮年期の患者さんには、自分の身体の状態を認識してもらうために、グラフや表を用いて視覚的にデータを示すと、理解を得られやすいです。

ベテランナース

老年期にある患者の看護

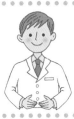

老年期は、身体的変化への適応や、退職と収入の変化への適応などの発達課題に加えて、糖尿病のセルフケアも実施していかなければなりません。身体的、心理的、社会的変化によって、これまでできていたセルフケアにさまざまな要因が影響を及ぼします。

老年期の特徴

●セルフケアを支えるための支援

　高齢者では、身体機能や認知機能など身体的変化によって糖尿病の治療やセルフケアにさまざまな影響が及び、これまでできていたセルフケアもうまくできなくなることがあります。また、他の疾患を併せもっていることが多く、その治療と糖尿病の治療を行う必要があり、薬が増えたりします。

　高齢であることから免疫機能も低下し、高血糖であると感染のリスクが高くなります。異常を「年のせい」つまり年齢的な衰えによるものだと判断し、異常の発見が遅れる場合があります。これまでできていたセルフケアもうまくできなくなることによって、自己効力感の低下や自尊感情の低下につながります。

▼老年期の発達課題

①身体的変化への適応　　②退職と収入の変化への適応
③満足な生活管理の形成　④配偶者の死への適応
⑤高齢の仲間との交友関係の形成

▼高齢者の身体的変化と血糖への影響

・骨格筋量の減少により糖の取り込みが低下し、血糖値が上昇しやすくなる。
・皮下脂肪の増加によりインスリン抵抗性が増大し、血糖値が上昇しやすくなる。
・更年期に伴うエストロゲンの分泌量の減少によってインスリン抵抗性が増大し、血糖値が上昇しやすくなる。

▼高齢者の身体的変化と、糖尿病の治療やセルフケアへの影響

身体的変化	セルフケアへの影響
記銘力・記憶力の低下	注射の手技が覚えられない。薬を飲んだかどうかわからない。
聴力・視力の低下	医療者の話が聞きづらい。注射の単位数が見えない。包丁が使えない。
知覚の低下	口渇を感じない。低血糖症状を感じない。
咀嚼力・嚥下能力の低下	食べられる物に制限がある。義歯によって感染しやすい。薬剤が飲みこめない。
指先の巧緻性の低下	注射針の取り扱いができない。薬がつかめない。
筋力の低下	注射器が握れない。転倒しやすい。

老年期にある患者の看護

　高齢の糖尿病患者さんは個人差が大きく、身体機能や認知機能などの身体的変化、糖尿病の合併症の進行などが一様ではありません。患者さんの全体像を把握するために「身体機能」「精神・心理機能」「社会・環境因子」「その他」の4つの側面から評価する高齢者総合的機能評価 (CGA*) を活用します。

▼高齢者総合的機能評価 (CGA)

側面	評価項目
①身体機能	日常生活機能 (ADL)、手段的日常生活機能 (IADL)
②精神・心理機能	認知機能、気分、情緒
③社会・環境因子	介護者の有無と状況、家族構成、住居、支援体制、経済、社会資源
④その他	意欲、コミュニケーション能力 (視聴力・言語機能など)、QOL、栄養

＊**CGA**　Comprehensive Geriatric Assessmentの略。

高齢者総合的機能評価について以下に示します。

①糖尿病患者さんの身体機能のアセスメント

　　日常生活機能 (ADL)：食事、排泄、移動、更衣、整容、入浴など

　　手段的日常生活機能 (IADL)：買い物、調理、薬剤管理、社会活動など

　　糖尿病の状態：病態、血糖コントロール、合併症の状態

　　併発疾患の状態：他疾患の有無、重症度、生命予後

　　老年症候群の状態：転倒、失禁、低栄養、脱水、サルコペニア＊など

②糖尿病患者さんの精神・心理機能のアセスメント

　　認知機能：記憶障害、見当識障害、高次脳機能障害、実行機能障害、周辺症状 (易怒性、せん妄、徘徊など)

　　心理機能：周辺症状 (うつ、意欲や自発性の低下など)

③糖尿病患者さんの社会・環境因子のアセスメント

　　介護者の有無と状況、家族構成、住居、支援体制、経済状態、社会資源の活用の有無

④その他

　　治療に対する患者の希望、大切にしていること、こだわり、価値観、意欲、コミュニケーション能力 (視力、聴力、言語機能など)、QOL

●高齢者の血糖コントロール指標

　高齢者は低血糖の自覚症状に乏しいことがあるため、低血糖への対処が遅れて重症低血糖になるリスクが高いです。そのため、高齢者では安全面を優先した血糖コントロール目標が設定されています。患者さんの認知機能とADLの状態を考慮し、かつ、重篤な低血糖のリスクが考えられる薬剤の投与の有無によって目標が異なります。また、65歳以上か、75歳以上かでも目標設定を考慮することになっています。厳格な血糖コントロールが合併症の発症・進展を予防するため、血糖コントロールの目標をどの程度にするか、患者さんや家族の思いを確認し、QOLを尊重した支援が必要です。

セルフケアを支えるための支援

　高齢者は、長年の習慣をもっています。そのため、大きな行動変容に対する抵抗感が大きいです。患者さんの考えやこだわりを尊重し、いままでのセルフケアを否定せず、小さな変容やできそうなことから始めます。周囲のサポートが必要な状況においても、自尊感情が低下せず、依存的になりすぎないよう、サポートの程度を検討します。できているところは賞賛し、根気よく支援していきます。独居あるいは配偶者も高齢などでサポート体制が不十分な場合は、ソーシャルワーカーと連携し、訪問看護師やヘルパーなどの社会資源を活用します。

●食事療法

　身体の衰えによって調理が困難となったり、硬いものが食べられなくなったりすると、食事療法に影響を及ぼします。特に流動食になると急激な血糖上昇をもたらします。食事療法を継続できるように、栄養士と連携しながら食事の工夫をしていきます。必要時には歯科とも連携を図ります。場合によっては宅配食を活用することもありますが、夕食のみの活用にするなど経済面も配慮します。デイサービスでの食事やおやつで高血糖を招く食品が出されることもあるため、施設の看護師と連携し、食事内容を把握しておきましょう。

＊**サルコペニア**　筋肉量が減少すること。四肢の骨格筋量の低下や握力の低下、歩行速度の低下がある状態のこと。

●運動療法

運動によって転倒など思わぬ事故につながることも考えられるため、事前にメディカルチェックとして糖尿病合併症の進行状況に加え、膝関節症など整形外科疾患の有無も確認します。低血糖になりやすい空腹時や危険を察知しにくい夜間、脱水を誘発しやすい炎天下などの運動は控えるよう、本人だけでなく家族にも説明します。運動前後に水分補強をします。

●薬物療法

食前や食後の内服薬となると飲み忘れにつながりやすいため、内服薬の作用に応じてすべて食前に内服するなど、服薬回数が少なくなるように医師や薬剤師と内服時間について相談します。薬物が正しく投与されるように、インスリン注射の手技や、インスリン、内服薬の残数などを定期的に確認します。インスリン注射では、加齢に伴う視力や握力などの身体的能力の低下によって、注射がうまくできないことがあります。状況に応じて患者さんと相談しながら検討します。

▼インスリンの手技に必要な能力と支援

インスリン注射の手順	必要な能力	支援
注射時間の認知・調整	理解力	インスリンの種類を検討する。
インスリンの種類の識別	視力、指先の感覚	カラー帯やタクタイルコードを活用する。
混和	上肢の筋力	混合製剤を使用しない。
針の取り付け、針の取り外し	指先の感覚	吸盤を活用する。針を折って廃棄する。
単位合わせ	視力 聴力 記憶力	単位数が見やすいデバイスを選択する。 クリック音で確認する。 同じ単位数にする。
空打ち 注射	握力	注入圧が低いデバイスを選択する。 握りやすいデバイスを選択する。 滑り止めを活用する。

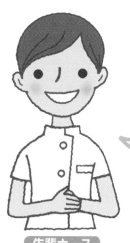

転倒のリスクを考えるあまり、過剰な活動制限にならないように注意しましょう。活動を制限することでADL（日常生活機能）の低下やサルコペニアなどを引き起こすことにつながります。

先輩ナース

●シックデイ

高齢者では、口渇や低血糖などの症状を感じにくく、シックデイや低血糖をきたしやすいため、日頃から脱水予防に努め、家族にも症状や予防方法、対応を説明しておきます。特に、SGLT2阻害薬を内服している場合は、脱水になりやすいため注意が必要です。また、高血糖に伴う免疫機能の低下に加えて、加齢によっても免疫機能が低下し、感染症に罹患しやすく、重症化しやすいため、感染予防は重要です。皮膚のバリア機能も低下します。

感染予防について以下に示します。

● 呼吸器感染症予防
　・外出後などに手洗いやうがいをする。
　・人混みではマスクを装着する。
　・義歯の清潔を保つ。
　・インフルエンザワクチンや肺炎球菌ワクチンを接種する。
● 尿路感染症予防
　・陰部の清潔を保つ。
　・水分を摂取する。
● 皮膚感染症予防
　・全身の清潔を保つ（入浴時は擦りすぎたりしない）。
　・フットケアを行う（P.78「フットケア」を参照）。

高齢者では糖尿病以外の疾患を併せもつことが多く、その疾患が血糖コントロールに影響を及ぼすことがあります。

▼血糖コントロールに影響を及ぼしやすい疾患、治療

肝疾患	肝細胞の減少やグリコーゲンの合成、糖新生の障害などにより、ブドウ糖が肝臓で代謝を受けずに直接末梢へ流れ込むことなどが原因となり食後高血糖を招く。夜間など血糖値が下がってきた場合には、糖新生が障害されているため低血糖となりやすい。
慢性腎臓病	腎機能低下があると、インスリンや血糖降下薬の効果が遷延しやすく低血糖を起こしやすい。
精神疾患	うつ病を合併した場合、セルフケアを妨げ、食事や活動、生活リズムの乱れから血糖コントロールに影響を及ぼす。統合失調症の場合、ジプレキサ（オランザピン）、セロクエル（クエチアピン）によって糖尿病ケトアシドーシスをきたす。
胃切除	胃切除のあとは、摂取した糖が小腸に急速に流入・吸収されて急激に血糖値が上昇する。それに反応してインスリンが多く分泌されて急激に血糖が降下する。この反応を**ダンピング症候群**という。

MEMO

chapter 6

患者教育に必要なスキル

糖尿病のセルフケアを実施・継続していくためには、
糖尿病に関する知識や技術が必要になります。
その知識や技術を活用して、患者さんは生活の中で
セルフケアを実施していくことになります。
その具体的なセルフケアの方法を患者さんに教えるのが患者教育です。
また、新たなセルフケアを求められる患者さんにとって、
看護師の態度や言葉ひとつで考えや気持ちが変化し、
セルフケアの実施の決定を左右することもあります。
患者教育に必要な面接スキルや理論、態度を紹介します。

面接スキル

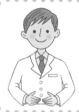

糖尿病の治療である食事や運動、薬物療法は、生活に密接に関わります。患者さんの生活を知らなければ、患者に合ったセルフケアを提案することができません。そのため、患者さんの話を聴くことが必要で、患者さんが自分のことを話そうと思える関係づくりがカギとなります。

面接の目的

セルフケアの実施を決定するのは患者さん自身です。したがって、自己決定を支持するための関わりも重要になります。糖尿病や治療などに対しての考えや気持ちもセルフケアの実施に影響を及ぼすため、患者さんの思いを聴くことが必要になります。状況に合わせて面接スキルを組み合わせて活用しましょう。患者さんとの面接は、患者さんの状況によってその目的が異なります。

▼面接の目的

面接の目的	患者さんの状況
信頼関係の構築、相互理解	自分のことを受け入れられていると感じ、自分のことを話そうと思える。
情報収集、問題の明確化	糖尿病や治療、自分の状態に対しての捉え方や感情を話せる。 生活状況を話すことで、振り返りができる。 問題を明らかにできる。
糖尿病や治療の受け入れ	糖尿病である自分を考えことができる。
セルフケアの自己決定	提案されたセルフケアの方法に対して「できそう」と思い、自己決定できる。

患者さんの話を聴くための環境づくり

患者さんの緊張を和らげるための環境づくりが必要となります。面接は、静かでプライバシーが保たれ、患者さんの体調に配慮した快適な場所を設定します。また、目線は患者さんと同じ高さとし、患者さんの話しやすさを考慮して座る位置を設定します。

▼面接時の患者さんと看護師の位置関係

対面スタイル
正面から向き合う。視線が合い、緊張しやすい。情報を確実に伝えたいときは有用。

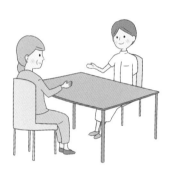

並行スタイル
横並びに座る。視線を受けないため、リラックスできるが、相手の反応がわかりにくい。

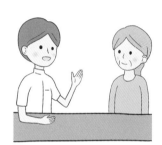

90度スタイル
机を90度の角度ではさんで座る。互いが視野に入るが、最もリラックスできる。

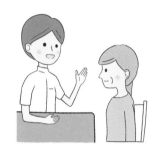

基本的な面接スキル

患者さんに話すことを促し、聴くためのスキルです。

●相槌、うなずき

患者さんが話す中で意識的に相槌を打ったり、うなずくこと。

メリット：自分の話を聴いてくれている、関心をもってくれているということがわかると、患者さんはスムーズに話せる。

●相手の用いている言葉を使う

患者さんが用いている言葉をそのまま使って、専門用語を患者さんが理解しやすい言葉に置き換えること。

メリット：自分の話したことが伝わっているという安心感につながる。
面接内容に関してお互いに理解を深められる。

> 例：患者「手がブルブルして箸が持てなかった」
> 看護師「手がブルブルとなって箸が持てないような手のふるえは、血糖値が低くなりすぎたときの症状です」

患者さんの用いた言葉を使って症状の説明をすると、患者さんは自分自身の状況と照らし合わせて理解することができます。

●効果的促し

　会話が止まったときに、患者さんが最後に発した言葉を繰り返したり、話しやすくなる言葉をかけたりすること。

　メリット：声をかけることによって患者さんをさりげなく促し、会話を再開できる。

> 例：患者「しようと思ったんだけど……」➡看護師「思ったんだけど？」
> 　　患者「……」➡看護師「それから？」

●クローズドクエスチョン（閉じた質問）

　「はい」か「いいえ」、もしくは単純な返答をしてもらうための質問のこと。

　メリット：答えやすい内容の質問なら、すぐに返答がある。
　　　　　　面接のテーマや話し合った内容について明確にできる。
　　　　　　必要な情報を収集したいときに即答を得ることができる。

> 例：「朝食は全部食べたのですね」
> 　　「運動の習慣はありますか」
> 　　「インスリン注射の打ち忘れはありませんか」

　短時間で多くの情報を収集することができますが、尋問のように感じることもあるため、その点に注意しつつ質問することが大切です。

●オープンクエスチョン（開いた質問）

　「はい」や「いいえ」のひと言では返答できない質問のこと。

　メリット：患者さんが自由に話すことができるため、患者さんの関心事が理解できる。
　　　　　　患者さんにとっては話を聴いてもらったと感じることができる。
　　　　　　特定の事柄に関する具体的で詳細な内容を把握できる。

> 例：「喉の渇きはいかがですか」
> 　　「医師から糖尿病と告げられたことに対してどんなお気持ちですか」
> 　　「これからどのようにしていきたいですか」

「体調はいかがですか」と尋ねても「変わりない」というひと言しか返ってこない場面をしばしば経験します。体調など大きな事柄を取り上げるのではなく、口渇や倦怠感などの症状や不安など、患者さんの関心のある具体的な事柄についてオープンクエスチョンを使うと、患者さんが返答しやすくなります。

患者さんによっては、何を話せばよいかわからなくて黙り込んでしまうことや、看護師が得たいと思っていた情報を収集できないことがあります。状況に合わせてクローズドクエスチョンとオープンクエスチョンを使い分けましょう。

感情の表出を促すスキル

患者さんの、糖尿病をもちながら生活することや治療やセルフケアに対する考えや気持ちを表出してもらうためのスキルです。

●傾聴

先入観をもたずに患者さんの言葉に積極的に耳を傾けること。

メリット：わかってもらえた、聴いてもらえたという思いになり、話すことが促される。

患者さんの話を聴きながら、患者さんの外見や態度、自分の経験をもとに色々な思いが起こり、話を聴くことを妨げてしまうことがある。これをブロッキングと呼びます。例えば、「それは食べすぎでしょ」、「全然わかっていないな」といった糖尿病に関することや、「そろそろ観察に行かないといけない」といった業務上のことなどです。

患者さんの話を自分の基準と比較したり、解釈したりしないように意識することが大切です。対処法として、面接時間をお互いに支障のない時間帯に設定することがブロッキングの予防につながります。

●効果的沈黙

面接の中での沈黙を積極的に活用すること。

メリット：沈黙によって患者さんに考える時間ができ、自分の考えを整理したり、答えを出したりできる。

看護師が沈黙に対して「何か話さなくては」と思い、色々質問することで思考を中断させたり、話すことを無理強いすることでかえって話せなくなったりと、効果的な面接ができなくなる。

●共感

患者さんの感情を確認し、その患者さんが理解できることを言葉で返すこと。

メリット：自分だけではないと思える。
自分のことをわかってくれたと思え、話そうという気持ちになる。

> 例：「だるいのに我慢されて、つらかったでしょう」

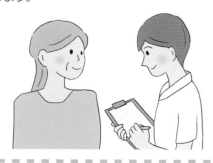

自己決定を促すためのスキル

患者さんが糖尿病と付き合っていこうとする気　めのスキルです。
持ちや療養行動の実施を決定することを支えるた

●リフレーミング

患者さんの話した内容に対して、視点を変えて意味づけし、異なった考え方や捉え方を促すこと。

メリット：事柄の意味や状況を変えて事柄の見方を変えることで、事柄に対するネガティブな見方を
変えることができ、できそう、やってみようといった前向きな思考につながる。

例：患者「意志が弱いから、三日坊主でタバコがやめられない」
　　看護師「タバコをやめようという意志があったのですね」
　　　　　　「3日間はタバコをやめられたのですね」

失敗体験からネガティブな見方になっていることがあります。また、「糖尿病は食事制限」と捉えて、食事療法などのセルフケアができないと思い込んでいる患者さんも多いです。「制限」と感じない食事の方法を提案することで、食事療法への考え方が変わり、行動に移すことが期待できます。

●要約

患者さんが話した事柄のポイントをまとめて患者さんに返すこと。

メリット：患者さんの話を聴いているということが伝わる。
　　　　　患者さん自身が自分の話を整理できる。
　　　　　感情や事柄などの整理・確認ができ、問題の明確化につながる。
　　　　　話題がずれたときに、話題を戻すことができる。

例：「ここまでの話を要約すると、注射すると外食ができないことが心配だと思っておられるのですよね」

話を要約する際、患者さんの使った言葉をそのまま用いて伝えることで、患者さんの理解が得やすくなります。また、事実は何で、それに対してどのように捉え、どんな感情をもっているかをまとめ、それに患者さん自身が気づき、具体的なセルフケアにつなげられるようにします。

●承認

承認には、2つのことが含まれます。

①患者さんの選択や行動、考えに対して、ほめたりいたわったりすること。

②患者さんに関わる事柄について、標準化や正当化をして話すこと。

メリット：自分のことを見てくれている、努力をわかってくれている、という安心感がもてる。

　　　　　自分のことを受け入れることができる。

　　　　　自分だけではないという安心感がもてる。そこから、自分も話してみようと思う。できそうという自己効力感が高まる。

①の例：「毎日、忘れずに実行するなんて、なかなかできないことですよ」
　　　　「よく話してくれました」
　　　　「難しいと思うのは当然ですよ」

　ただほめるだけでは、違和感をもたれてしまうことがあるため、根拠を示しつつほめることが必要です。

②の例：「糖尿病では水虫ができやすいのですが、そのようなことはないですか」

　標準化した質問は、勃起障害や白癬など、人に話すことをためらいがちな事柄に関して活用すると、患者さんは話を切り出しやすくなります。

●支持

患者さんに、応援しているという気持ちを言葉で伝えること。

メリット：自分は一人ではない、という安心感につながる。

　　　　　困ったときに頼れる存在であることを認識でき、信頼関係の構築につながる。

例：「私もお手伝いさせていただきます」
　　「お役に立つことはありませんか」
　　「経過、教えてくださいね」
　　「応援していますね」

　看護師は忙しそうで声をかけにくい、と思っている患者さんも多いため、いつでも相談に乗れるということを伝えておくことは重要です。

患者教育に活用できる理論

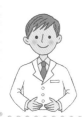

患者さんが適切なセルフケアを実施するかどうかは人それぞれです。やみくもに患者教育をすることは、効果的ではありません。患者さんの状況に応じた方法を選びましょう。このようなときには、多くの人を対象にした研究から生まれた理論が、患者教育の道しるべとなります。また、自分たちの行った看護について、理論を用いて振り返ることは、自分たちの看護が適切であったか考えることに役立ちます。

➕ 行動変容ステージ

　患者さんが、いままでの生活習慣を見直し、変えて、セルフケアに取り組むためには、糖尿病であることを受け入れ、行動変容の必要性を感じて、前向きにやってみようと思う気持ちの変化が必要です。このような気持ちの準備状態が整わないままで患者教育を行っていても、効果的ではありません。

　そこで、患者さんの心理的準備状態の変化から行動の変化への移行に注目したのが、**行動変容ステージ**というプロチャスカによって提唱された理論です。これはTranstheoretical Modelといって、いくつかの理論や概念を統合したモデルになります。禁煙という行動変容に成功した人を分析

した結果、特定の時期に特定の方法で働きかけるとうまくいくことを発見したことから構築された理論です。

　行動変容ステージには、①前熟考期、②熟考期、③準備期、④行動期、⑤維持期の5段階があります。行動変容ステージを1つずつ進んでいきますが、どのステージでも後戻りする可能性があります。しかし、後戻りを繰り返しながら経験から学ぶことができるため、ステージは同じでも、同じ位置ではないのです。行動期は、医療者も含めて行動変容が達成できたと思うことがあり、患者へのアプローチがなくなって、後戻りしやすいため、継続的に支援していくことが重要です。

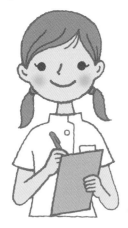

患者教育は、患者さんが前向きにやってみようと思う気持ちの準備状態が整っていないのに行っても効果的ではありません。

新人ナース

▼行動変容ステージと各ステージに適したアプローチ

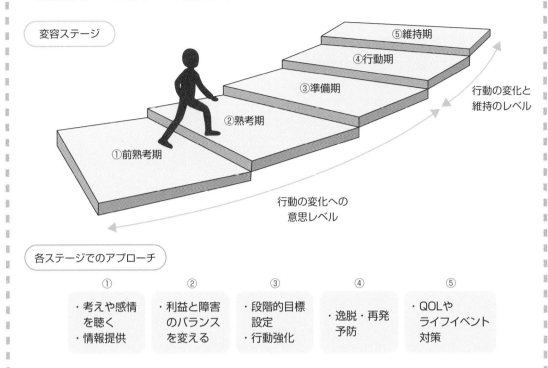

▼行動変容ステージと特徴

ステージ	状態	特徴
①前熟考期 （無関心期）	6か月以内に行動変容をするつもりはない。	行動変容への抵抗があり、自分に問題があるとは考えていない。行動変容をしないことに対しても自覚がない。「否認」や「防衛」がみられることもある。
②熟考期 （関心期）	6か月以内には行動変容をしようと考えている。	自分に問題があることを認め、解決しようと考えているが、正反対の感情や判断も存在する。行動変容の利益は感じているが、不利益も感じている。
③準備期	自分なりに行動を始めている。	すでに小さな目標に向かって行動しているし、行動変容の結果、効果を予測できている。
④行動期 （実行期）	適切な健康行動を実行し始めてから6か月以内である。	まだ行動が定着しておらず、努力しているため、行動への強化が必要である。元の生活に最も後戻りしやすい時期。
⑤維持期	望ましい行動を6か月以上実行できている。	生活と健康的な行動がある程度調和しつつある状態であり、後戻りしないように絶えず努力している。後戻りの防止対策を自分なりに立てたり、失敗しそうな原因を避けたりしている。

行動変容プロセス

　Transtheoretical modelの中の1つの概念が**行動変容プロセス**です。患者さんの行動変容ステージの進行の促進のために用いられ、認知的プロセスと行動的プロセスからなります。ステージに合った行動変容プロセスを経ていくと、行動変容ステージが進みます。

▼行動変容ステージと行動変容プロセス

①前熟考期	②熟考期	③準備期	④行動期	⑤維持期

意識の高揚 ⋯⋯⋯⋯⋯▶

社会的解放 ⋯⋯⋯⋯⋯⋯⋯⋯⋯⋯⋯⋯⋯⋯▶

環境の再評価 ⋯⋯⋯⋯⋯▶

　　　　情緒的喚起 ⋯⋯⋯⋯⋯▶

　　　　自己の再評価 ⋯⋯⋯⋯⋯▶

　　　　　　　コミットメント ⋯⋯⋯⋯⋯⋯⋯⋯⋯⋯⋯⋯▶

　　　　　　　　　　褒美 ⋯⋯⋯⋯⋯▶

　　　　　　　　　　逆条件づけ ⋯⋯⋯⋯⋯⋯▶

　　　　　　　　　　環境統制 ⋯⋯⋯⋯⋯⋯▶

　　　　　　　　　　援助関係の利用 ⋯⋯⋯⋯⋯⋯▶

▼行動変容プロセス

認知的プロセス	行動的プロセス
意識の高揚	コミットメント
社会的解放	褒美
情緒的喚起	逆条件づけ
環境の再評価	環境統制
自己の再評価	援助関係の利用

●意識の高揚

　健康上の問題行動の原因や結果、治療などの知識が増え、認識が高まること。

　「そうなんだ」「なるほど」と思えるように、糖尿病や合併症、治療などに関する情報を提供し、行動の意味や解釈を伝えます。

●社会的解放

行動変容を後押しする社会だということへの気づきのこと。

政策などを示し、社会でも認識されている事柄であるという気づきを促します。

> 例：「そういえば、レストランには禁煙ルームがあるね」
> 　　「メニューにもカロリーが表示されているな」

●情緒的喚起

行動変容をしないことのマイナス面を知って、ネガティブな感情を体験すること。

行動変容をしない場合、どのような状況に置かれ、どのような感情をもつのかをイメージするよう促し、「このままだとよくない」と思ってもらいます。

> 例：「HbA1cが7.0％以上の場合、合併症が進むんだね」
> 　　「俳優の○○さんが糖尿病で入院したね」

●環境の再評価

問題行動がある場合とない場合について、周囲への影響を評価。

行動変容をする場合としない場合とでは、他者への影響および他者が抱くイメージがどのように変わるのか――について考えることを促します。

> 例：「タバコをやめると子どもの健康にもいいし、妻も喜ぶかも」
> 　　「高血糖が続いて入院となると、職場に迷惑をかけてしまうな」

●自己の再評価

問題行動を継続した場合の不利益および健康行動をした場合の利益を評価。

行動変容をする場合としない場合に、自らの将来の生活がどのように変わるのかをイメージするよう促します。

> 例：「運動しないと体重が増えるな」
> 　　「合併症になると困るな」

●コミットメント

行動変容の宣言の場を設定すること。

自分は変化できるということを信じ、決意することを促します。宣言や公約、開始日を設定します。

> 例：「明日から、歩いて帰ります！」
> 　　「もう間食はしません！」

●褒美

行動変容やその継続のための内的・外的な報酬のこと。

健康行動を促すための自分や他者からの報酬によって、健康行動の定着を図ります。学習理論では「強化」といいます。

> 例：「禁煙できたら、表彰状をもらいます」
> 　　「体重が5kg減ったら、ご褒美に旅行する」

●逆条件づけ

問題行動の代わりとなるような健康的な行動を示すこと。

問題行動の代わりとなる別の行動を一緒に考えます。

> 例：「禁酒するために、ストレスを発散したいときは散歩する」
> 　　「間食したくなったら、ひとまず歩いてみるかな」

●環境統制

誘惑を避けるための回避行動のこと。

問題行動のきっかけを環境面から調整し、その頻度を減らすことや、健康行動のきっかけを増やすことを一緒に考えます。

> 例：「ケーキ屋の前を通らずに帰るようにします」
> 　　「目のつくところにおやつを置かないようにするかな」

●援助関係の利用

家族や医療者からの励ましや支援を利用すること。

医療者からサポートを受けられることを伝えたり、共感などの声かけをしたりします。必要に応じて、家族などの支援者への教育をします。

自己効力理論

患者さんがセルフケアを実施していく自信がないのに、行動を変えることは難しいと考えられます。そこで活用したいのが、バンデューラが社会的学習理論の中で提唱した**自己効力理論**です。

この理論は、「行動が望ましい結果をもたらすと思い、その行動をうまくやりとげられるという自信があるときに、その行動をとる可能性が高くなる」というものであり、このときに抱く感覚を**自己効力感**（Self-efficacy）と呼びます。この考え方を用いて患者教育をしていきます。

> 結果予期：行動がどのような結果をもたらすのか、という予測。
> 効力予期：必要な行動を自分でできそうか、という予測。

4つの資源を活用して、自己効力感を高めます。

▼自己効力感を高める4つの資源

自己の成功体験	うまくできた経験。自己効力感を最も感じる。たやすく成功するような体験のみであれば、即時的な結果を期待するようになる。
代理的経験（モデリング）	自分と似たような状況にある人のうまくいっている行動を見て、自分もできそうだと思う。ポイントは、自分と似たような状況にある人。何でもうまくできる人を見てもらうと、「あの人は何でもできるから」といって自己効力感は高まらない。
言語的説得	人から言葉によって認められたり、ほめられたりすること。言語的説得だけで自己効力感を高めることは難しい。
生理的・情動的状態	実行したときの生理的状態や感情面での変化。自己効力感は肯定的な気分で強まり、落胆した気分で弱まる。

結果予期と効力予期のパターンによってアプローチを変えていきます。

▼結果予期と効力予期のパターンによるアプローチ

	結果予期	
効力予期	**結果予期も効力予期も高い** 自信もやる気もある ・目標を高く設定する傾向にあり、失敗体験のリスクもある。認めながら、自信を失わせないように妥当な目標設定をする。	**結果予期は低く、効力予期が高い** 自信はあるがやる気はない ・「やろうと思えばやれるが、必要性を感じない」という否定的な状態。結果予期が低い理由を確認し、誤解や思い込みに理解を示しながら、情報提供をする。
	結果予期は高く、効力予期が低い やる気はあるが自信がない ・「わかっているけど、自信がない」ため、自信を高めるアプローチが必要であり、達成できそうな目標から始めて成功体験を重ねていく。	**結果予期も効力予期も低い** 自信もやる気もない ・無関心、無力感、あきらめといった状態。無理に教育を進めずに、話を聴き、信頼関係を築いていく。

保健信念モデル

　患者さんが「自分は糖尿病の合併症にならない」「糖尿病の合併症なんか怖くない」と思っていると、これまでの生活習慣を見直して変えていこうという気持ちにはならないと考えられます。

　そこで、活用したいのが、ベッカーらが提唱している**保健信念モデル**（Health Belief Model）です。これは、罹患性、重大性、有益性、障害感という4つの健康に対する信念が行動に影響を及ぼす、という考え方です。個人が疾患の罹患性と重大性を認識することによって大きな脅威を実感したときに行動のきっかけがあり、脅威を減らす行動に対する障害感が減って有益性が高くなると人はその行動をとる、というものです。重大性の認識には、身体的視点と社会的視点があります。

▼Health Belief Model

影響を与える因子：年齢、性別、民族、地位、
　　仲間やグループからの圧力、疾患に関わる知識や経験

罹患性の認識 ➡ **脅威** ⬅ 行動の
　　　　　　　　　　　　　　　きっかけ
重大性の認識 ➡

予防行動をとる

予防行動に対する
有益性

予防行動に対する
障害感

●疾患の罹患性と重大性の認識

罹患性・重大性の認識⇒ある程度の脅威を実感。
例：煙草を吸うことでの害を説明。
　　HbA1c 7.0%以上は合併症のリスクが高
　　いことを説明。

▼糖尿病や合併症などの自己の状態をどのように捉えているか

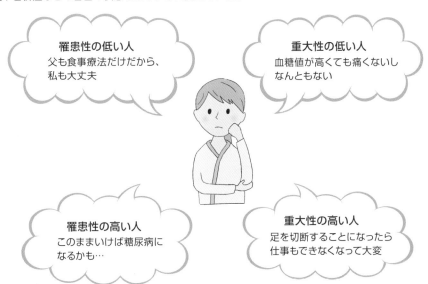

罹患性の低い人
父も食事療法だけだから、
私も大丈夫

重大性の低い人
血糖値が高くても痛くないし
なんともない

罹患性の高い人
このままいけば糖尿病に
なるかも…

重大性の高い人
足を切断することになったら
仕事もできなくなって大変

●行動のきっかけ（内的・外的）

内的・外的要因によって影響する。
例：マスメディア、新聞記事、友人の罹患など。

●行動の有益性と行動の障害感の認識のバランス

行動の有益性の認識を高める。
例：食事療法をすれば血糖値がよくなる。
行動の障害感の認識を減らす。
例：時間がかからない方法、簡単な方法。

▼セルフケアについてどのように考えているか

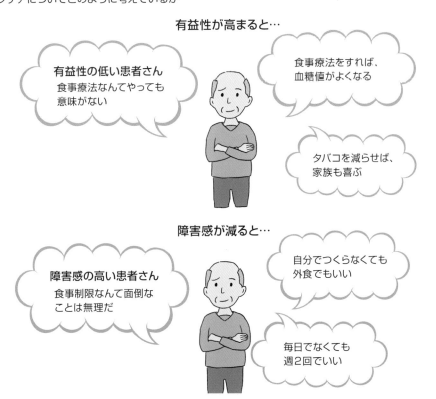

有益性が高まると…

有益性の低い患者さん
食事療法なんてやっても
意味がない

食事療法をすれば、
血糖値がよくなる

タバコを減らせば、
家族も喜ぶ

障害感が減ると…

障害感の高い患者さん
食事制限なんて面倒な
ことは無理だ

自分でつくらなくても
外食でもいい

毎日でなくても
週2回でいい

Aさん（50歳代、男性、会社員）
糖尿病と高血圧があり内服治療中でしたが、胸痛があり、受診。急性心筋梗塞にて入院となりました。心臓カテーテル、冠動脈インターベンションを行い、救命し、ABIなどで動脈硬化を評価しました。
入院時のHbA1cは9.6％でした。入院前の血圧は150/90mmHg台で経過していました。退院に向けて患者教育を行うこととなりました。Aさんは「胸が痛かったときはつらかったけど、もう大丈夫だ。これで長生きできるよ。仕事の付き合いもあるから、いまの食生活を変えるのは難しいよ」と話し、食生活では、炭水化物と塩分の過剰摂取がありました。

ヘルスビリーフモデルを活用した計画
心筋梗塞発症時にはつらさを感じていたが、救命後は、自分が心筋梗塞を再発する可能性があるとは考えておらず、罹患性が低い状況である。また、救命されたことから、心筋梗塞になると大変だという重大性も低い状況である。そのため、自己の身体の状況に対して、ある程度の脅威を感じてもらい、食生活を改善することが必要である。しかし、仕事の付き合いがあるために食生活を変えるのは難しいとのことで、食生活の改善に対して障害感をもっているため、障害感を減らし、食事療法の有益性を感じてもらう必要性がある。

計画
・いまのHbA1cや血圧やABI、心臓カテーテルの検査結果などを示し、血糖や血圧、狭窄の程度などが正常よりどのくらい心筋梗塞になりやすいかを伝える。
　➡罹患性の自覚「また心筋梗塞になるかもしれない」
・同じような状況の有名人などを例として挙げて、場合によっては心筋梗塞になって救命できないこともあるほど重大だという事実を伝える。
　➡重大性の自覚「心筋梗塞になったら、大変！」
・接待をやめる必要はなく、簡単に実践できる食べ方や飲み方を提案する。簡単な少しの行動の変化で、血糖や血圧が改善することを説明する。
　➡障害感の自覚の低下「できるかも」
　➡有益性の自覚「やった方がいいかも」

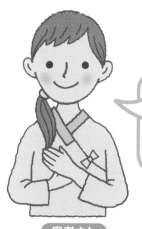

看護師さんが患者をやみくもに教育しようとしても、効果的ではないかもしれません。私たちの状況に応じた対応が必要かもしれません。

患者さん

アンドラゴジー

糖尿病患者さんの多くが大人です。また、セルフケアを実施・継続していくことを自己決定するのも患者さん自身です。さらに、自覚症状が乏しく、生活に支障をきたしていない患者さんでは、学習への関心はなかなかもてません。そこで活用したいのが、**アンドラゴジー**（andragogy）という考え方です。アンドラゴジーとは、「子どもの教育」を意味する**ペダゴジー**（pedagogy）に対応する概念で、1833年にドイツの教育者アレクサンダー・カップが概念を提起し、その後、1960年代に米国の教育学者ノールズによって、成人教育における主要な概念として発展しました。

アンドラゴジーは、「大人は、自己に関することを自分で考え、自分で決定して成し遂げたい」という考えを基盤とし、①学習者の自己概念、②学習者の経験の役割、③学習へのレディネス、④学習への方向づけ、⑤時間的パースペクティブ、⑥動機づけ、という6つの視点がペダゴジーとは異なる特徴とされています。

学習者の経験の役割として、貴重な蓄積された経験が学習資源となり、その経験を基礎に新たな経験を関連づけることができますが、その一方で固定化した習慣や考え方を獲得しています。したがって、患者さんの経験を活かしながらも、客観的に学習ができる支援が必要です。

アンドラゴジーにはプロセスとして、①雰囲気づくり、②計画、③学習ニーズの診断、④目標設定、⑤学習計画の設計、⑥学習計画の実行、⑦学習の評価があります。これらの要素を取り入れ、環境を調整して患者教育を行っていくことはもちろんですが、患者さんとの相互的な関係が重要です。ペダゴジーと対極にあるのではなく、連続したものとして捉え、両者の特徴を理解したうえで患者さんの状況に応じて教育に取り入れていきましょう。

▼アンドラゴジーとペダゴジーの特徴

視点	アンドラゴジー	ペダゴジー
①学習者の自己概念	自己決定性（Self-direction）の増大	依存的
②学習者の経験の役割	蓄積された経験が学習資源	あまり価値をもたない
③学習へのレディネス（準備状態）	生活上の問題や発達課題、社会的役割遂行の必要性から芽生える	年齢によって段階的であり、カリキュラムによって画一的である
④学習への方向づけ	問題・課題中心	教科中心
⑤時間的パースペクティブ	延期された応用	応用の即時性
⑥動機づけ	内的要因（満足度、関心、自己実現など）	外的要因（報酬や罰など）

出典：マルカム・ノールズ著、堀薫夫・三輪建二監訳『成人教育の現代的実践—ペダゴジーからアンドラゴジーへ』（鳳書房、2002年）

▼アンドラゴジーにおけるプロセスの要素

要素	内容
雰囲気づくり	物的環境：机や椅子の配置、部屋の広さや装飾など 心理的環境：リラックスした、信頼できる、相互尊重的な、インフォーマル、 　　　　　　共同的な、支持的な、人間的な雰囲気
計画	学習者と相互的に
学習ニーズの診断	学習者と相互的に
目標設定	学習者と相互的に
学習計画の設計	学習契約、学習プロジェクト、レディネスに基づく順序づけ
学習計画の実行	探究プロジェクト、個人学習、経験開発的技法
学習の評価	学習者と専門家によって判定、学習者が集めた証拠による達成基準

出典：マルカム・ノールズ著、堀薫夫・三輪建二監訳『成人教育の現代的実践―ペダゴジーからアンドラゴジーへ』（鳳書房、
　　　2002年）

●アンドラゴジーの活用のポイント

アンドラゴジーの活用のポイントについて、以下に示します。

①患者さんの知りたい事柄、関心のある事柄を見極め、その事柄を最初に学習できるようにする。
②指示を守るというスタイルではなく、患者自身が自己決定できるようにする。
③系統的な学習方法ではなく、自分の問題が解決できるための方法や情報を提供する。
④方法や情報が患者自身の経験とつながると、より学習が進展するため、具体的な説明をする。

●アンドラゴジーの活用の実際

アンドラゴジーの活用の実際について、以下に示します。

①「糖尿病とは」から始めずに、「足の傷が気になる」に注目する。
②足浴やフットケアなどの直接的なケアを通して、足を大切にすることの大切さを感じてもらう。
③足を大切にするためには血糖コントロールが重要であること、そのためには食事療法が大切であることを伝える。
④食事療法を指示するのではなく、できそうなことや、これまでにできたこと、実施していたことを聴いたうえで、具体的な食事療法の方法を説明する。

患者教育の専門家として醸し出す雰囲気

患者教育を行っていくためには、糖尿病に関する専門的な知識やスキルが必要ですが、それらだけでは患者さんの行動変容は難しく、看護師の態度や姿勢が大きく影響すると考えられます。そこでぜひ紹介したい考え方が、患者教育の専門家として醸し出す雰囲気（**PLC**：Professional Learning Climate）です。

PLCは、河口らの患者教育研究会によってつくられた「看護の教育的関わりモデル」の中の患者教育における重要な要素であり、「専門的な知識と技術に裏づけられ、効果的な患者教育の成果を導く、専門家に身についている態度あるいはムー

ド」と定義されています。PLCは、患者さんの学習への動機づけに間接的あるいは直接的に影響し、患者教育の成果が得られやすくなることが特徴です。

熟練看護師の実践から導かれた考え方ですので、経験が浅い看護師ではなかなかスキルとして用いるのは難しいかもしれませんが、後天的に訓練可能であることもPLCの特徴の1つですので、意識することで患者さんによい結果をもたらすことができると思います。「看護の教育的関わりモデル」も患者教育に活用できる理論だといえます。

▼PLCにおけるプロセスの要素

①心配を示す。 　　　　　　　　　　②尊重する。
⑤信じる。 　　　　　　　　　　　　④謙虚な態度である。
⑥リラックスできる空間を創造する。 ⑥聴く姿勢を示す。
⑦個人的な気持ちを話す。 　　　　　⑧共に歩む姿勢を見せる。
⑨熱意を示す。 　　　　　　　　　　⑩ユーモアとウィットを備える。
⑪毅然とした態度を示す。

出典：河口てる子『慢性看護の患者教育』（メディカ出版、2018年）P65-72より

患者さん個人が疾患の罹患性と、重大性を認識することで大きな脅威を知覚したときに、行動のきっかけがあります。

新人ナース

MEMO

索引

参考文献

● 平野勉監修、糖尿病看護ビジュアルナーシング、学研メディカル秀潤社、2015

● 柏崎純子、併存疾患をもつがん患者のケーススタディ、がん看護、23 (1)、36-38、2018

● 松木道裕、周術期、ICU症例のインスリン治療による血糖管理、月刊糖尿病、2 (6)、98-105、2010

● マルカム・ノールズ著　堀薫夫・三輪建二監訳、成人教育の現代的実践ーペダゴジーからアンドラゴジーへ、鳳書房、2002

● 河口てる子、糖尿病患者のQOLと看護、医学書院、2001

● 安保寛明・武藤教志、コンコーダンス 患者の気持ちに寄り添うためのスキル21、医学書院、2010

● 河口てる子編、熟練看護師のプロの技見せます！ 慢性看護の患者教育、メディカ出版、2018

【著者】

柏崎 純子（かしわざき じゅんこ）

2012年より昭和大学保健医療学部、2014年より日本赤十字北海道看護大学看護学部の勤務を経て、2016年より昭和大学江東豊洲病院に勤務。2020年4月1日より共立女子大学 看護学部、現在に至る。

【キャラクタ 】大羽 りゑ
【本文図版】タナカ ヒデノリ
【編集協力】株式会社エディトリアルハウス

看護の現場ですぐに役立つ
糖尿病看護のキホン

発行日	2020年 5月 1日	第1版第1刷

著 者　柏崎 純子

発行者　斉藤 和邦
発行所　株式会社 秀和システム
　　　　〒135-0016
　　　　東京都江東区東陽2-4-2　新宮ビル2F
　　　　Tel 03-6264-3105（販売）Fax 03-6264-3094
印刷所　三松堂印刷株式会社　　　Printed in Japan

ISBN978-4-7980-5834-4 C3047